序章

第1章　肩関節に関する基礎知識

1. 凹凸の法則（肩甲上腕関節を例に）
2. 肩関節を構成する組織（肩関節複合体）
3. 肩関節における関節可動域の確認と評価
4. 肩甲上腕関節の安定性に関わる組織
5. 第2肩関節の機能
6. 肩甲胸郭関節の安定性・運動性に関わる組織
まとめ

第2章　五十肩に影響を与える筋の機能とその評価

1. 肩甲上腕関節周辺の筋の機能とその評価
2. 肩甲胸郭関節周辺の筋の機能とその評価
まとめ

第3章　五十肩の病態について

1. 五十肩の概念
2. 五十肩の病期分類
3. 五十肩の病態機序
4. 五十肩の治療の考え方
まとめ

第4章　疼痛期における治療の考え方と運動療法の実際

1. 疼痛期における治療の目的
2. 疼痛期に対する対応
3. 疼痛期における注射療法や薬物療法の効能
4. 疼痛期における理学療法の考え方
5. 疼痛期に心掛けたい日常生活動作
6. 疼痛期における運動療法
7. ホームエクササイズ
まとめ

第5章　拘縮期における治療の考え方と運動療法

1. 拘縮期における治療の目的
2. 拘縮期に対する対応
3. 拘縮期における注射療法や薬物療法の効能
4. 拘縮期における理学療法の考え方
5. 拘縮期に心がけたい日常生活動作
6. 拘縮期における運動療法
7. ホームエクササイズ
まとめ

第6章　緩解期における治療の考え方と運動療法

1. 緩解期における治療の目的
2. 緩解期に対する対応
3. 緩解期における注射療法および薬物療法の効能
4. 緩解期における理学療法の考え方
5. 緩解期に心がけたい日常生活動作
6. 緩解期における運動療法
7. ホームエクササイズ
まとめ

五十肩の評価と運動療法

あなたも必ず治せるようになる！

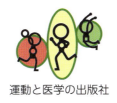

運動と医学の出版社

執筆 赤羽根 良和

さとう整形外科

iv

推薦の辞

　この度、赤羽根良和先生執筆の「五十肩の評価と運動療法」の書籍を上梓できたことを心より嬉しく思っております。

　今回のテーマである五十肩は、中高年以降に極めて多い疾患であり、退行性腰痛疾患、変形性膝関節症などに続く、中高年以降特有の疾患といえます。リハビリの適応も高く、どの医療施設に所属していても必ず遭遇する疾患といえるのではないでしょうか。

　しかしながら本邦の現状として、特に理学療法士・作業療法士においては、養成校で肩関節の機能解剖については学んでもその評価と治療技術を教わることは少なく、臨床実習においても症例を担当することはほとんどありません。そのため、多くの若い医療人が肩関節疾患を担当すると、処方されるプログラム以外には「何をしたらよいのかわからない」「難しい」などといった状況におちいることが多いようです。

　肩関節は、その構成において軟部組織の占める割合が多い関節です。そのため、肩関節疾患の症状は、構造異常のみならず機能異常によって引き起こされていることが多く、肩関節疾患は運動療法の適応と効果が高いのです。

　そこで、肩関節疾患で最も多い五十肩の機能異常をどのように評価すれば良いか、その機能異常に対してどのように治療を進めていくのかについて、その理論と実践方法を記載した若手医療人向けの書籍が必要だと考えました。このような背景から、「五十肩の治療として、若手の医療人が"この本を読めば必ず結果が出せるようになる"そんな本を書くことができますか」と、赤羽根先生に無理な質問をしてみました。その質問に対して「是非、任せてください」という心強い言葉をいただき、今回の上梓に至りました。

　難しい課題とは思いましたが、いただいた原稿を実際に読んで、すぐに安心することができました。"真に臨床に即した"、そして"若い医療人でも必ず結果が出せる"そんな書籍に仕上げることができたと感じております。赤羽根先生のような本物の臨床家の知識と技術を伝えたこの書籍が、多くの医療人に読まれ、そして多くの患者様の笑顔につながる礎となれば、これ以上嬉しいことはありません。またそうなることを強く信じています。

運動と医学の出版社 代表取締役社長

コンディション・ラボ所長

園部　俊晴

目次

五十肩の評価と運動療法
あなたも必ず治せるようになる！

序章 ……………………………………………………………………………………… 1

第1章　肩関節に関する基礎知識 ………………………………………………… 7
　1. 凹凸の法則（肩甲上腕関節を例に） …………………………………………… 8
　2. 肩関節を構成する組織（肩関節複合体） …………………………………… 10
　　1）肩関節の骨格構造と軟部組織 ……………………………………………… 11
　　2）肩関節の解剖学的関節 ……………………………………………………… 18
　　3）肩関節の機能学的関節 ……………………………………………………… 20
　　4）腱板疎部周辺の解剖 ………………………………………………………… 22
　3. 肩関節における関節可動域の確認と評価 …………………………………… 24
　　1）特有の肢位と運動方向 ……………………………………………………… 24
　　2）ゼロ・ポジション …………………………………………………………… 29
　　3）複合運動 ……………………………………………………………………… 30
　4. 肩甲上腕関節の安定性に関わる組織 ………………………………………… 31
　　1）静的安定化機構 ……………………………………………………………… 31
　　2）動的安定化機構 ……………………………………………………………… 33
　5. 第2肩関節の機能 ……………………………………………………………… 35
　　1）肩関節挙上時における大結節の動き ……………………………………… 35
　　2）第2肩関節の機能 …………………………………………………………… 36
　6. 肩甲胸郭関節の安定性・運動性に関わる組織 ……………………………… 37
　　1）肩関節の可動域拡大 ………………………………………………………… 37
　　2）肩甲帯の運動性 ……………………………………………………………… 38
　　3）肩関節の運動に伴う肩甲骨の運動 ………………………………………… 38
　まとめ ……………………………………………………………………………… 40

第2章　五十肩に影響を与える筋の機能とその評価 ………………………… 41
　1. 肩甲上腕関節周辺の筋の機能とその評価 …………………………………… 45
　　1）浅層筋 ………………………………………………………………………… 45
　　2）深層筋 ………………………………………………………………………… 53
　2. 肩甲胸郭関節周辺の筋の機能とその評価 …………………………………… 62
　　1）浅層筋 ………………………………………………………………………… 63
　　2）深層筋 ………………………………………………………………………… 66
　まとめ ……………………………………………………………………………… 77

第3章　五十肩の病態について ……………………………… 79
1. 五十肩の概念 ……………………………………………… 80
　1）画像所見 ………………………………………………… 80
　2）理学所見 ………………………………………………… 80
2. 五十肩の病期分類 ………………………………………… 81
3. 五十肩の病態機序 ………………………………………… 82
　1）肩関節の前上方の組織の損傷の病態と病期 ………… 84
　2）第2肩関節の障害の病態および病期 ………………… 85
　3）肩甲胸郭関節・体幹機能低下の病態と病期 ………… 86
4. 五十肩の治療の考え方 …………………………………… 87
　1）運動療法の考え方 ……………………………………… 87
　2）その他の治療法 ………………………………………… 87
まとめ …………………………………………………………… 87

第4章　疼痛期における治療の考え方と運動療法の実際 ……… 89
1. 疼痛期における治療の目的 ……………………………… 90
2. 疼痛期に対する対応 ……………………………………… 91
3. 疼痛期における注射療法や薬物療法の効能 …………… 91
　1）注射療法 ………………………………………………… 91
　2）薬物療法 ………………………………………………… 91
4. 疼痛期における理学療法の考え方 ……………………… 92
5. 疼痛期に心掛けたい日常生活動作 ……………………… 92
6. 疼痛期における運動療法 ………………………………… 94
　1）リラクセーション ……………………………………… 94
　2）肩甲胸郭関節のストレッチング ……………………… 98
7. ホームエクササイズ ……………………………………… 100
　1）リラクセーション ……………………………………… 100
　2）肩甲胸郭関節のエクササイズ ………………………… 106
　3）肩甲上腕リズムを意識したエクササイズ …………… 108
まとめ …………………………………………………………… 110

第5章　拘縮期における治療の考え方と運動療法 …………… 111
1. 拘縮期における治療の目的 ……………………………… 112
2. 拘縮期に対する対応 ……………………………………… 113
3. 拘縮期における注射療法や薬物療法の効能 …………… 113
4. 拘縮期における理学療法の考え方 ……………………… 114
5. 拘縮期に心がけたい日常生活動作 ……………………… 114
6. 拘縮期における運動療法 ………………………………… 114
　1）リラクセーション ……………………………………… 114
　2）ストレッチング ………………………………………… 120

vii

7. ホームエクササイズ ……………………………………………………………… 126
　　1）エクササイズの手順 ……………………………………………………… 126
　　2）拘縮期に行うホームエクササイズ ……………………………………… 126
　　3）肩甲胸郭関節周辺の筋に対するエクササイズ ……………………… 138
まとめ ……………………………………………………………………………… 140

第6章　緩解期における治療の考え方と運動療法 …………………………… 141

1. 緩解期における治療の目的 …………………………………………………… 142
2. 緩解期に対する対応 …………………………………………………………… 142
3. 緩解期における注射療法および薬物療法の効能 ………………………… 143
4. 緩解期における理学療法の考え方 ………………………………………… 143
5. 緩解期に心がけたい日常生活動作 ………………………………………… 143
　　1）日常生活で必要な肩関節の可動域 …………………………………… 144
　　2）緩解期におけるスポーツ動作 ………………………………………… 148
6. 緩解期における運動療法 …………………………………………………… 149
7. ホームエクササイズ ………………………………………………………… 156
　　1）挙上可動域の拡大を目的としたエクササイズ ……………………… 156
　　2）水平屈曲可動域の拡大を目的としたエクササイズ ………………… 157
　　3）結髪動作可動域の拡大を目的としたエクササイズ ………………… 158
　　4）内転可動域の拡大を目的としたエクササイズ ……………………… 159
　　5）結帯動作可動域の拡大を目的としたエクササイズ ………………… 160
　　6）外旋可動域の拡大を目的としたエクササイズ ……………………… 161
まとめ ……………………………………………………………………………… 162

参考文献 …………………………………………………………………………… 164

序章

序 章

　五十肩の評価と運動療法をお手に取ってくださり、ありがとうございます。
　ところで、五十肩の患者さんに対する苦手意識がありませんか？
　結論から述べましょう。

　この本をすべて読み終え、臨床を繰り返せば、大半の五十肩の治療に結果を出すことが可能です。

　なぜこのような事が言えるのか。それは、私自身が肩関節疾患に対する理学療法で悩み、そして導き出した答えを「機能解剖学に基づいて論理的に説明できる」ようになったからです。
　このような「説明」は、学校では決して習うことができません。また、教育現場と臨床現場の違いに多くの若手療法士は戸惑い、青い鳥を探すかのように魔法のような治療法を求めて講習会に参加します。しかし、それだけでは結果を出すことができません。現に、書店に並んでいる五十肩の本や、インターネットに書き込んである治療法の中には、「この体操を行えば五十肩は治る」とか、「このサプリメントを飲めば五十肩は治る」といった魔法のような内容が存在しています。そして、あなたもその内容を患者に試したことがあるのではないでしょうか？
　これらの治療法は、病態とマッチングした場合には効果が得られることは事実ですが、病態とマッチングしない場合には効果に個人差が生じることも事実です。つまり、疾患のほとんどは様々な病態が混在しており、疾患の発生機序も異なるため、病態は人によって多種多様ということなのです。つまり、一人一人の疾患が発生した機序を明確にして、病態に応じた治療法を選択しないと治療効果は得られないのであって、どの病期や病態にも適応となる魔法のような治療法は存在しないのです。

　例えば、あなたの目の前に「いわゆる五十肩」の痛みを訴える人がいたとします。この人は自身の肩の痛みについていろいろ調べており、正しい情報かは別としていろいろな知識を持っていました。その人に対して、あなた自身で理学療法戦略を組み立て、しっかりと説明を行い、理学療法を展開することができますか？
　具体的に言うと…
　「安静にするべきかの判断とその説明ができますか？」
　「積極的な運動療法を開始するべきかの判断とその説明ができますか？」
　「痛みの原因部位の判断とその説明・対応ができますか？」
　「病期に応じた運動指導ができますか？」
　「病態に応じた理学療法戦略が組み立てられますか？」

「ポジショニングのアドバイスができますか？」
「治療過程を患者に説明できますか？」
といった内容です。

　今、この本を手にしているあなたが、こうした説明がしっかりできるような医療人になっていただきたいと願い、そのために必要な五十肩の知識と治療法を、「機能解剖学に基づいて」、論理的に記載しています。大切な事なのでもう一度言います。

　あなたがこの本をすべて読み終え、臨床を繰り返せば、大半の五十肩の治療に結果を出せるようになっています。

　ご存知の様に、整形外科医は画像所見（レントゲン、超音波画像診断、MRI などにより病期分類や病態を視覚化する検査）や理学所見（動きの範囲、力の程度、痛みが誘発する検査などにより病期や病態を絞り込む検査）などの評価によって疾患を見極め、そこから病期や病態を絞り込んでいき、最も有効とされる治療法を選択します。

　そして、「いわゆる五十肩」の治療法には、薬物療法、物理療法、運動療法、鍼灸治療などが存在し、医師が運動療法を選択した場合、我々理学療法士は責任をもって対応する必要があります。この時、理学療法士が病態を把握し的確なアドバイスや治療戦略を組み立てられなければ、治療効果を得られないだけでなく信頼関係の構築も難しいものとなるのは、既に経験済みかもしれません（私もそうでした）。

　私は理学療法士として約 20 年が経過し、その間、実に多くの肩関節周囲炎の患者に出会い、理学療法を展開してきました。肩関節周囲炎は世間一般的に五十肩と認識され、男女問わず 40 ～ 50 代に発症するとされています。一口に五十肩と言っても、実際には肩関節の周囲組織に本人が自覚しえない程のメカニカルストレス（捻転力、剪断力、圧縮力など）が加わった結果、肩関節周辺部位の疼痛と関節可動域制限が出現しています。また、五十肩は 6 カ月から 2 年程度で自然治癒すると言われている事もあり、放置しておいても治るという考えが多く浸透しているようです。しかし、治癒期間は炎症の程度や本人の自然治癒能力に大きく左右されるため、放置する事での弊害が生じる事も事実です。

　さて、これまで「いわゆる五十肩」と表現してきたのには理由があります。一般的に多くの人が考えている五十肩を医学的視点で解説すると、五十肩とはいわば属名であり、特定の病態を示す疾患名ではありません。もちろん、肩関節周囲炎も特定の病態を示した疾患ではなく、腱板炎、肩峰下滑液包炎、上腕二頭筋長頭腱炎などの総称です。

　属名である五十肩の定義は「ある期間を過ぎて肩の痛みが治癒することを前提に、そこでふり返りはじめて五十肩と診断されるべき疾患」とされています。つまり、五十肩と他の肩関節疾患との鑑別（除外診断）がなされたことを前提に「五十

肩であろう」という診断になるのです。

このような五十肩の病期は疼痛期、拘縮期、緩解期の3つに分類され、この過程を経て治癒するとされています（図1）。しかし、この期間には個人差があり、数週間から数カ月間と幅広く認められているのです。

私の臨床経験において五十肩の大半は、炎症による疼痛期を脱し日常生活動作に支障がなくなった時点で、本人が治ったと自覚されていることが多いと感じています。しかし、疼痛期を脱した後も、強い痛みや関節可動域制限が残る人も存在しています。このため、五十肩の理学療法を展開する場合は、炎症による痛みのコントロールと日常生活に問題となっている関節機能障害の2つを改善させることがポイントになります。そして、そのポイントがまさに「機能解剖学に基づいて論理的に説明」されているので、臨床の場において論理的な理学療法が展開できるようになります。

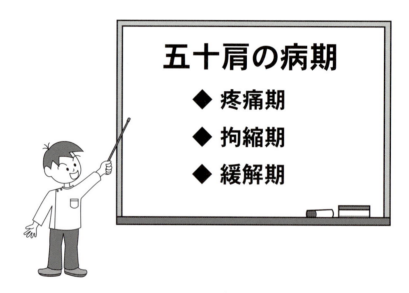

図1：五十肩の病期
疼痛期は肩関節周辺組織に炎症があり、疼痛が強い時期である。
拘縮期は炎症が改善してくるも肩関節周辺組織が硬くなり、可動域制限を認める時期である。
緩解期は拘縮が徐々に軽減し、関節可動域が増大してくる時期である。

序章

　こうした五十肩は、加齢に伴い発症します。組織の変性や器質的な変化が生じるため、本来の機能や性質が失われます。肩関節においては、筋肉や腱、靭帯の弾力性および肩峰下滑液包の柔軟性が損なわれることにより腱板機能が低下するため、肩関節周辺組織に炎症が生じやすくなり、障害へと進展する場合があるのです。

　この炎症が生じる場合と、そうでない場合の違いが何かわかりますか？　私は関節の機能低下に合せて環境やライフスタイルを上手に変更した人は、肩関節にストレスが加わらない使い方をしているため、炎症が生じないのだと考えています。

　そして、これは五十肩の理学療法戦略において重要な考え方になります。つまり、肩関節機能の回復においては20歳のような機能回復をイメージしないということです。

　五十肩は組織変性や器質的な変化をベースに発生するため、組織を若返らすことや元通りの状態にすることが目的ではないことを念頭においた理学療法戦略を組み立てる必要があるのです。また、各病期における肩関節の使い方にも注意する必要があります。例えば、疼痛期では肩関節を可能な限り使わないようにし、炎症の鎮静化を最優先にするといったことです。

　五十肩に限らず様々な疾患においても、何をもって治ったとするかの明確な基準がないのが現状ですが、多くの人は痛みが消失したときが治ったと考えているようです。明確な基準がないため人によって求めているものが違って当然ですが、私はまずは本人の最初のニーズに答えられることが大切だと考えています。例えば、「夜間痛をなくしたい」「痛みなく腕が挙がるようにしたい」「自分で下着をつけられるようになりたい」などです。

　さて次ページより、五十肩の人のニーズに答えられるよう、機能解剖学に基づきながら論理的に説明していくことにします。この本があなたにとって、これからの五十肩の理学療法戦略の一助になれば幸いです。

さとう整形外科　理学療法士　赤羽根良和

序章

第1章
肩関節に関する基礎知識

第 1 章　肩関節に関する基礎知識

　五十肩に限らず、肩関節疾患を機能解剖学に基づいて治療するためには、肩関節に関する基礎知識が不可欠となる。多くの若手医療人は治療手技に固執する傾向にあるが、著者は、より深い機能解剖の知識と正確な評価技術の方が、はるかに重要であると認識している。なぜなら、機能解剖学に基づいた評価ができればおのずと治療方法が決まり、治療部位が分かるからこそ治療技術も日々改善させることができるからである。以上を踏まえ、第 1 章では五十肩の治療に必要な「肩関節に関する基礎知識」について解説していく。

1. 凹凸の法則（肩甲上腕関節を例に）

　関節は、凹凸の法則に従い関節内の運動が決められており、肩甲上腕関節においては上腕骨頭が凸、肩甲骨関節窩が凹の構造を呈している（図 1）。

　肩関節の屈曲や外転運動では、凹凸の法則により凹側に対して凸側が下方へ滑り運動が生じる。つまり、肩甲骨関節窩に対して上腕骨頭が下方へ滑り運動が生じている*。一方、肩関節伸展や内転運動では、肩甲骨関節窩に対して上腕骨頭が上方へ滑り運動が生じている。この関節内の運動を常にイメージしながら評価と治療を行っていくことが非常に重要である。

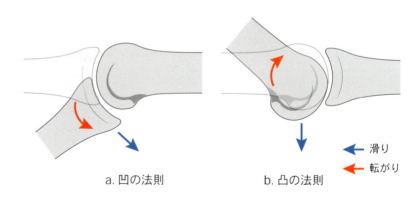

a. 凹の法則　　　b. 凸の法則

← 滑り
← 転がり

図 1: 関節の凹凸の法則

a: 凹の関節面が動くときは、転がりと滑りの方向は同じになる。例えば肩関節で肩甲骨を挙上方向に動かす場合、肩甲骨の転がりと滑りは同じ方向になる。
b: 凸の関節面が動くときは、転がりと滑りの方向は逆になる。例えば肩関節で上腕骨を外転方向に動かす場合、上腕骨の転がりと滑りの方向は逆になる。

---

* 肩関節が挙上する際、関節窩に対し上腕骨頭は下方への滑り運動が生じるが、同時にころがり運動も生じている。このため厳密には関節面での接触面はわずかに上方へ移動することを知っておく必要がある。

また、肩甲上腕関節においては、図2の様に、肩甲骨関節窩に比べ上腕骨頭の横径が長いため、不安定な構造となっている。そのため、凹凸の法則に従う関節内の運動イメージを持ちつつ、安定性にかかわる組織や骨の構造を熟知して、肩関節を動かすことが極めて重要となる。

肩関節は、狭義では肩甲上腕関節のことを示すが、広義では体幹も含めた複数の関節の複合体であることを理解しておく必要がある。この肩関節複合体の中には、肩甲上腕関節のように関節を包み込む滑膜や関節包が存在する「解剖学的な関節」と、肩甲胸郭関節のように関節を包み込む滑膜や関節包が存在しない「機能学的な関節」とに分類することができる（図3）。

解剖学的な関節も機能学的な関節も、求められる機能は「運動性」と「支持性」であり、「運動性」は関節可動性を意味し、「支持性」は正常な関節軸の軌道からぶれない機能を意味している。どちらの役割も軟部組織が主として担っており、このような「運動性」と「支持性」の基礎知識は、五十肩を正確に評価・治療する上で、必要な情報源となる。

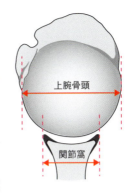

図2: 関節の基本構造（例：肩甲上腕関節）

肩甲骨関節窩に比べ、上腕骨頭の横径が長く不安定な構造をしている。

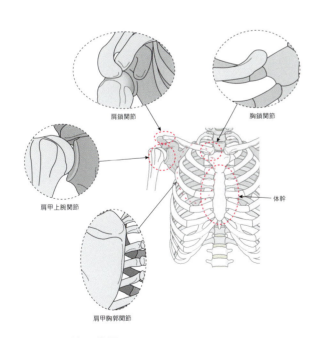

図3: 肩関節の分類

肩関節は、関節を包み込む滑膜や関節包が存在する「解剖学的な関節」と、関節を包み込む滑膜や関節包が存在しない「機能学的な関節」に分類される。

2. 肩関節を構成する組織（肩関節複合体）

　肩関節には、支柱となる上腕骨、肩甲骨、鎖骨が存在し、解剖学的な関節と機能学的な関節とに分類され、それぞれが特有の運動を行う。この運動をスムースに得るためには、次に示す2つの条件が必要になる。1つ目は、関節が吸着する（関節内の陰圧が正常である）ことにより関節軸が存在していることである（図4）。2つ目は、その関節軸が関節運動に伴い微妙に変動していることである（図5）。

　肩関節は、この2つの条件が常に求められるとともに、運動性と支持性とを形成しているという点を、まずは理解していただきたい。関節内圧が異常となる炎症や運動に伴う関節軸の変動が生じると、この2つの条件を満たせなくなり、機能障害や疼痛を発生する要因となる。そのため、この2つの条件を満たすための理学療法戦略を組み立てることが、我々医療人に求められていることであり、これに必要な解剖学的知識を述べるとする。

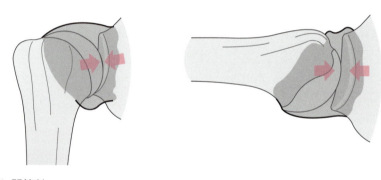

図4: 関節軸
正常な関節内陰圧により関節が吸着し、関節軸を形成する。

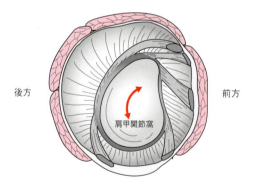

図5: 関節軸の軌跡
肩関節の屈曲と伸展運動時の関節軸の軌跡を赤矢印で示す。このように関節運動に伴い関節軸は変動していることを念頭に置く必要がある。

1）肩関節の骨格構造と軟部組織

　肩関節の骨格構造は、支柱となる上腕骨・肩甲骨・鎖骨および運動性と支持性とを担う軟部組織により構成されている。ここで押さえておくべきポイントは、軟部組織は肩関節のポジションによって伸縮度が大きく変化するということである。そのため、解剖の知識をしっかり身につけ、それぞれの位置関係を正しく把握する必要がある。加えて臨床においては、肩関節の各肢位における各々の軟部組織の状態をイメージしながら運動療法を施行することが重要となる。

① 上腕骨の特徴

　上腕骨の近位は、半分球の形状をした上腕骨頭が位置している（図6）。この上腕骨頭のすぐ遠位には上腕骨頚部が位置し、ここに関節包が付着している（図7）。さらに、そのすぐ遠位には内側から順に小結節、結節間溝、大結節が位置している（図6）。そして、上腕骨頚部に存在する関節包の一部には、肥厚したヒダ状の線維が存在し、関節上腕靭帯（GHL）を形成している（図8）。

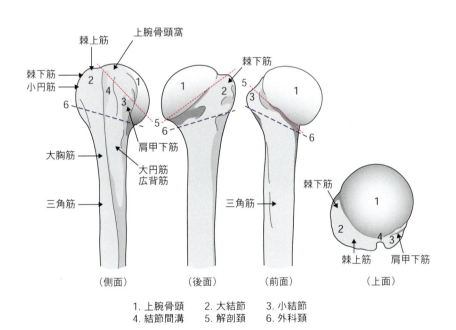

1. 上腕骨頭　2. 大結節　3. 小結節
4. 結節間溝　5. 解剖頚　6. 外科頚

図6：上腕骨近位の特徴

上腕骨近位端は上腕骨頭、上腕骨頚部、外科頚、大結節、小結節によって構成され、さらに多くの筋が付着している。

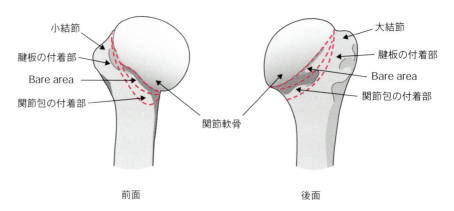

図7: 関節包の付着部位

関節包は、前方は大・小結節の近位から解剖頚にかけて付着し、後方は bare area の外周に付着している。

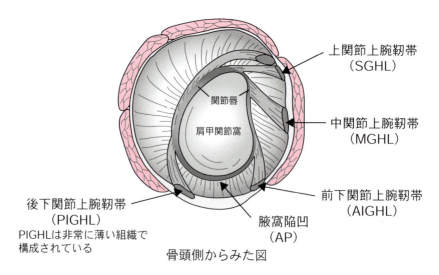

図8: 関節上腕靱帯

関節包の一部が肥厚したヒダ状の線維を関節上腕靱帯と言い、小結節の上方には上関節上腕靱帯、小結節の内側には中関節上腕靱帯、解剖頚の前下縁には前下関節上腕靱帯、解剖頚の後下縁には後下関節上腕靱帯が付着している。

関節上腕靱帯には、小結節の上方に付着する上関節上腕靱帯（SGHL）、小結節の内側に付着する中関節上腕靱帯（MGHL）、解剖頚の前下方に付着する前下関節上腕靱帯（AIGHL）、解剖頚の後下方に付着する後下関節上腕靱帯（PIGHL）が存在している（図8）。関節上腕靱帯は関節包の一部が肥厚したものであり、肩関節の挙上や回旋角度によって緊張する部位が異なる。

　大結節には上面、中面、下面の3面が存在し、それぞれ順に棘上筋、棘下筋、小円筋が付着している（図9）。また、大結節と小結節には烏口上腕靱帯（CHL）が付着している（図10）。

　関節上腕靱帯の知識を応用して評価・治療することは、五十肩の治療において重要であることを知っておいていただきたい。

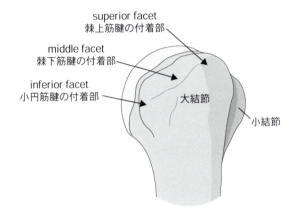

図9：大結節
大結節には、上面（superior facet）、中面（middle facet）、下面（inferior facet）と呼ばれる3つの面があり、順に、棘上筋、棘下筋、小円筋の付着部位となっている。

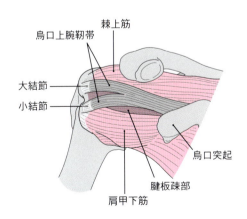

図10：烏口上腕靱帯（CHL）
烏口上腕靱帯は、烏口突起の基部に起始し、棘上筋腱の上・下面と肩甲下筋腱の前・後面に広がりながら付着している。

② 肩甲骨の特徴

　背側に位置している肩甲骨は扁平であり、関節窩と上腕骨頭は肩甲上腕関節を形成し、肩峰と鎖骨肩峰端は肩鎖関節を形成している。この肩甲骨は、2面（肋骨面、背面）、3縁（上縁、内側縁、外側縁）、3角（上角、下角、外側角）と表現され、多くの筋や靭帯が付着している。そのため、肩甲骨の運動は付着する軟部組織の機能に大きく影響される（図11）。

　肋骨面は肩甲下窩とも呼ばれ、肩甲下筋（図12）が付着している。また、背側面は肩甲棘を境に上面を棘上窩、下面を棘下窩と呼び、棘上窩には棘上筋（図13）、棘下窩には棘下筋（図14）が付着している。

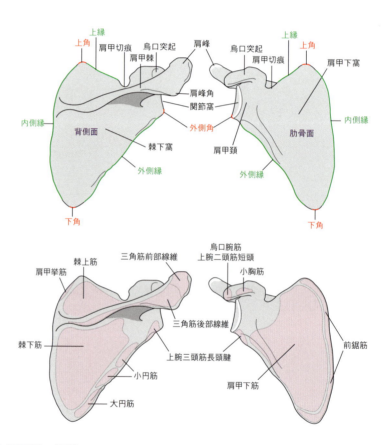

図11: 肩甲骨の解剖
肩甲骨の各部位は2面（肋骨面・背側面）、3縁（上縁・内側縁・外側縁）、3角（上角・下角・外側角）で表現され、多くの筋や靭帯が付着している。

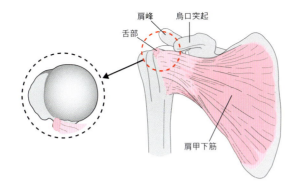

図12: 肩甲下筋
肩甲下筋は、小結節から小結節の上面にかけて幅広く付着し、一部は上腕骨頭窩まで到達しており、このエリアを舌部とよぶ。

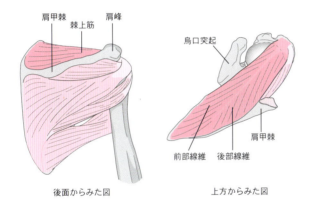

図13: 棘上筋
棘上筋は、筋腹の前縁にある筋内腱に向かって収束しており、大結節の最前部に停止し、一部は小結節にまで到達している。

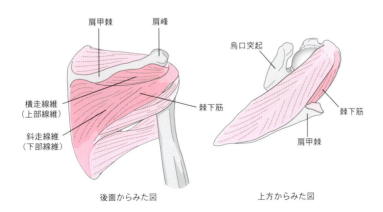

図14: 棘下筋
棘下筋は横走部と斜走部の二頭が存在し、最も強靭な停止腱は大結節の前縁にかけて幅広く付着している。

上縁の外側には烏口突起が位置し、小胸筋（図15）、烏口上腕靭帯（図10）、共同腱（上腕二頭筋短頭）、烏口腕筋（図16）が付着している。内側縁は肩甲棘三角部を境に、上側には小菱形筋、下側には大菱形筋が付着し、さらにその肋骨面には前鋸筋が付着している（図17）。

外側縁は下側から順に大円筋、小円筋、上腕三頭筋長頭が付着している（図18）。

上角には肩甲挙筋（図17）、下角には広背筋の一部（図19）、外側角には上腕三頭筋長頭が付着している。

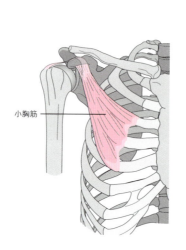

図15: 小胸筋
小胸筋は、烏口突起に付着するが、さらに烏口上腕靭帯の表面を走行し、大結節や関節窩後上縁にまで広がっている。

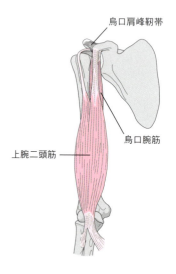

図16: 共同腱と烏口腕筋
烏口突起の先端には、烏口肩峰靭帯、上腕二頭筋短頭、烏口腕筋が付着し、後二者は、共同腱となっている。

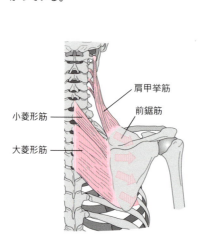

図17: 肩甲挙筋・菱形筋と前鋸筋
内側縁には肩甲挙筋、菱形筋と前鋸筋が付着おり、お互いを牽引するような構造をしている。

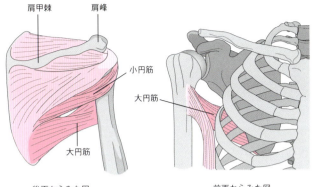
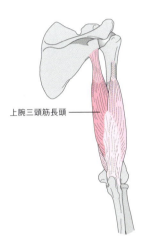

図 18: 小円筋、大円筋、上腕三頭筋長頭

外側縁には小円筋と大円筋が付着する。なお、外側縁に付着する小円筋は上部筋束であり、下部筋束は棘下筋との間の膜に付着している。また、外側角にある関節下結節に上腕三頭筋長頭腱が付着している。

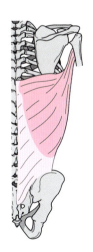

図 19: 広背筋

下角には広背筋の一部が付着している。

③ 鎖骨の特徴

　鎖骨はS状の形をしている。鎖骨肩峰端と肩峰により構成される肩鎖関節は肩甲骨の軸となり、鎖骨胸骨端と胸骨により構成される胸鎖関節は鎖骨の軸となる。この鎖骨には、外側から順に三角筋、大胸筋、胸鎖乳突筋が付着している（図20）。

2）肩関節の解剖学的関節

　解剖学的関節には、肩甲上腕関節、肩鎖関節、胸鎖関節があり、1つの関節が動くとこれらの全ての関節が連動して動く。

① 肩甲上腕関節

　肩甲上腕関節は、関節窩と上腕骨頭により構成され、関節窩と比較すると表面積が大きいのが特徴である（図21）。そのため、関節窩の周囲には関節唇が存在し、肩関節の安定性に寄与している。

② 肩鎖関節

　肩鎖関節は、肩峰と鎖骨肩峰端により構成されている。肩甲骨の支点で、肩鎖靭帯が付着している。体表の上から観察した場合、肩甲棘と鎖骨はある一定の角度を成し、これを棘鎖角と呼ぶ。棘鎖角の角度が大きくなると肩鎖靭帯の後方が緊張し、棘鎖の角度が小さくなると肩鎖靭帯の前方が緊張する（図22）。

　肩関節の屈曲や外転では、肩甲骨は上方回旋し、棘鎖角は大きくなる。一方、肩関節の伸展や内転では、肩甲骨は下方回旋し、棘鎖角は小さくなる。

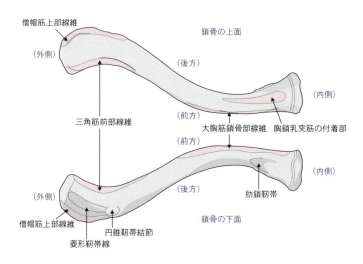

図20: 鎖骨の解剖

鎖骨は、胸骨と肩峰の間に位置するS状の形態であり、外側から順に、三角筋、僧帽筋、大胸筋、胸鎖乳突筋が付着している。

③ 胸鎖関節

　胸鎖関節は胸骨柄と鎖骨胸骨端により構成され、体幹と連結している。この胸鎖関節は、関節窩と靭帯（肋鎖靭帯、前胸鎖靭帯、後胸鎖靭帯）により構成され、鎖骨の軸を形成しながら肩甲骨と一緒に動いている（図23）。

　肩甲骨の内転・挙上では肋鎖靭帯が、肩甲骨の内転・下制では前胸鎖靭帯および鎖骨間靭帯が、肩甲骨の外転・下制では後胸鎖靭帯が緊張する。

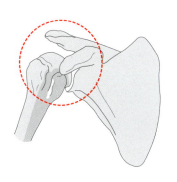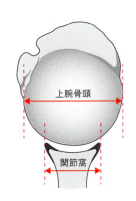

図21: 肩甲上腕関節
肩甲上腕関節は、関節窩と上腕骨頭により構成され、関節窩と比較すると表面積が大きいのが特徴である。

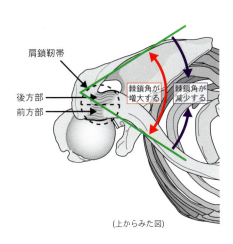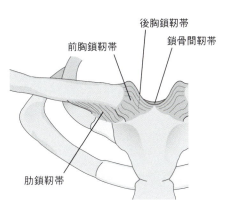

図22: 肩鎖関節と靭帯
肩鎖関節は肩峰と鎖骨肩峰端により構成され、肩鎖靭帯が付着している。肩鎖靭帯は、鎖骨肩峰端上面と肩峰の上面の間を連結している靭帯である。肩甲棘と鎖骨はある一定の角度を成し、これを棘鎖角と呼ぶ。棘鎖角の角度が大きくなると肩鎖靭帯の後方が緊張し、棘鎖の角度が小さくなると肩鎖靭帯の前方が緊張する。

図23: 胸鎖関節と靭帯
胸鎖関節は胸骨柄と鎖骨胸骨端により構成され、体幹と連結している。前胸鎖靭帯は、胸骨柄の前面と鎖骨の胸骨端前面の間を連結している靭帯である。鎖骨間靭帯は、両鎖骨端の間を連結している靭帯である。後胸鎖靭帯は、胸骨柄の後面と鎖骨の胸骨端後面の間を連結している靭帯である。肋鎖靭帯は、鎖骨下面と第1肋軟骨内側端上面の間を連結している靭帯であり、その内側部は関節包に接している。

3）肩関節の機能学的関節

機能学的関節には、C-C メカニズム、第 2 肩関節、肩甲胸郭関節があり、その機能と役割の理解が必須である。

① C-C メカニズム

烏口突起と鎖骨の間にある烏口鎖骨靭帯（菱形靭帯・円錐靭帯：図 24）により、棘鎖角を調節する機能が C-C メカニズムである。棘鎖角が大きくなると円錐靭帯が、棘鎖角が小さくなると菱形靭帯が緊張し、運動を制御する（図 25）。C-C メカニズムの役割は、①鎖骨の挙上防止、②肩甲骨の懸垂作用、③棘鎖角の制御である。

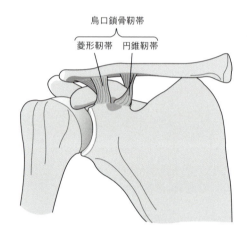

図 24: 烏口鎖骨靭帯
菱形靭帯は、鎖骨外側 1/3（菱形靭帯線）と烏口突起の上内側面とを連結している。円錐靭帯は、鎖骨外側 1/3（円錐靭帯結節）と烏口突起の基部とを連結している。

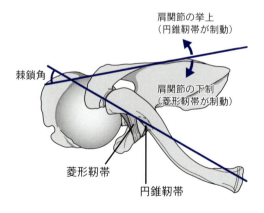

図 25: C-C メカニズム
肩関節の挙上は、棘鎖角が大きくなり円錐靭帯が緊張する。肩関節の下制は、棘鎖角が小さくなり菱形靭帯が緊張する。

② 第2肩関節

　腱板、肩峰下滑液包、大結節、烏口肩峰アーチにより形成された機能的な関節が第2肩関節である。

　腱板、肩峰下滑液包、大結節は凸構造を、烏口肩峰アーチは凹構造を呈し、機能学的な関節を形成しているため、肩の上げ下ろしの際に、あたかも関節のように滑動する（図26）。第2肩関節の役割は、①肩甲上腕関節の機能向上、②腱板上昇に対する抑え込み作用（depressor）、③支点形成力の向上、④肩関節の挙上時に大結節がアーチの下を円滑に通過するのを促す、などが挙げられる。

　五十肩の臨床では、この部位の滑動性が障害されることが多い。このため、第2肩関節の機能解剖については、「5. 第2肩関節の機能」（35ページ参照）の項目で詳しく説明する。

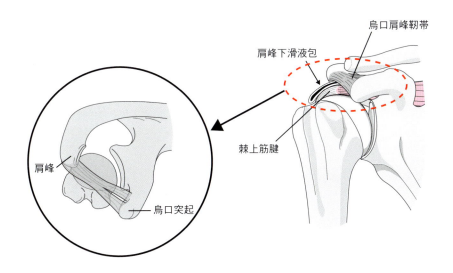

図26: 第2肩関節
腱板、肩峰下滑液包、大結節は凸構造を、烏口肩峰アーチは凹構造を呈し、機能学的な関節を形成している。

③肩甲胸郭関節

　肩甲胸郭関節は、肩甲骨と胸郭により形成された機能的な関節で、肩甲骨が関節運動をすることにより肩甲上腕関節の可動域を補う（図27）。肩甲胸郭関節の役割は、①肩甲骨を固定、②肩関節の可動域拡大（肩甲上腕リズム）、③肩関節の筋力増大である。

4）腱板疎部周辺の解剖

　五十肩の臨床においては、腱板疎部周辺の癒着・炎症などを伴い、これが肩関節の拘縮を生じる要因となっていることが多い。そのため、腱板疎部周辺にある各々の組織の構造と機能を理解して頂きたい。

①腱板疎部

　腱板疎部は、烏口突起の存在により生じた棘上筋腱と肩甲下筋腱との間の隙間で、腱癒合（腱板）していない部位を指す（図28）。この腱板疎部は、肩関節の下垂位外旋・外転外旋・伸展により緊張し、安定する。この腱板疎部の存在が、肩関節の安定性や力学的な緩衝作用として重要な役割を担うとされている。

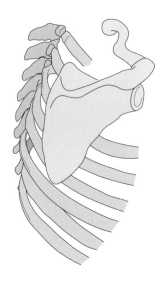

図27: 肩甲胸郭関節
肩甲胸郭関節は機能的な関節であり、肩甲骨と胸郭により構成されている。

② 上腕二頭筋長頭腱（Long head of biceps tendon:LHB）

　腱板疎部の隙間をLHBが走行し、その表面には烏口上腕靱帯が、深部には上肩甲上腕靱帯が位置している。LHBは、結節間溝を通り関節上結節に至るまでの間に腱の走行が急に変化するため、摩擦刺激などを受けやすいのが特徴である。結節間溝よりも近位のLHBは、烏口上腕靱帯、上関節上腕靱帯、棘上筋腱前部線維、肩甲下筋腱上部線維縁によって囲まれており、プーリーシステム（pulley system）を形成している（図29）。

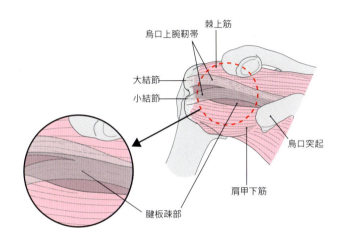

図28: 腱板疎部
腱板疎部は、棘上筋腱の前方線維、肩甲下筋腱の上方線維、烏口上腕靱帯、関節包によって構成されている。

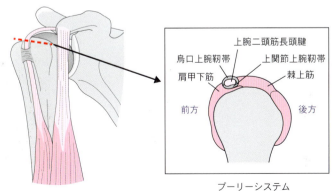

図29: 上腕二頭筋長頭腱
上腕骨頭レベルでの上腕二頭筋長頭腱は、烏口上腕靱帯、上関節上腕靱帯、棘上筋腱前部線維、肩甲下筋腱上部線維縁の4つの組織（pulley system）によって包囲されている。

3. 肩関節における関節可動域の確認と評価

　この項目で説明する"肩のポジション"を利用した関節可動域の評価方法は、臨床的にとても重要である。なぜなら、この評価方法によって、症例ごとに「どの動きで痛いのか」「どの動きが硬いのか」、そして「どの部位の組織に問題があるのか」などを、ある程度予測することができるからである。たとえ疾患名が同じ「五十肩」と診断されたとしても、その原因や状態は症例ごとに一人ひとり異なる。このため、目の前の症例の状態を正しく知り、原因および状態に応じた治療を選択することが、何よりも重要である。

　以上を踏まえ、この項目で説明していることをしっかりと理解し、正しい方法で以下の評価方法を臨床に応用して頂きたい。

1）特有の肢位と運動方向

　肩関節を評価する上で、必ず知っておかなければならない3つの肢位がある。これらは一般に「第1肢位（1stポジション）」「第2肢位（2ndポジション）」「第3肢位（3rdポジション）」と呼ばれている*。

　第1肢位とは、基本肢位（上肢を体側に下垂した肢位）から肘関節を90°に屈曲した肢位をいう。

　第2肢位とは、第1肢位から肩関節を90°外転した肢位をいう。

　第3肢位とは、第2肢位から肩関節を90°水平屈曲した（上腕を正面に水平内転させた）肢位をいう（図30）。

---

* 日本肩関節学会では、現在この「第1肢位、第2肢位、第3肢位」という表現を「下垂位、外転位、屈曲位」と表現するようになった。しかし、本著書では分かりやすく説明するために、「第1肢位、第2肢位、第3肢位」と表記している。

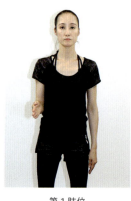
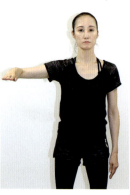
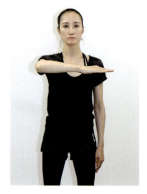

　　　第1肢位　　　　　　　　第2肢位　　　　　　　　第3肢位

図30: 特有の肢位と運動方向
肘関節を90°屈曲した肢位を第1肢位、この肢位から肩関節90°外転した肢位を第2肢位、さらにそこから90°水平内転した肢位を第3肢位とする。

これら3つの肢位における回旋角度の評価は、現在では肩甲上腕関節の最も基本的な評価方法として、本邦の臨床において広く利用されている。これら各肢位での回旋可動域制限因子からは可動域制限の原因となる部位を推察することができ、この評価は、五十肩のみならずすべての肩関節疾患において、臨床上非常に有用な評価となる。

　図31に、関節運動に伴う伸張部位を、表1には各肢位における回旋可動域制限と予測される制限因子を表記した。

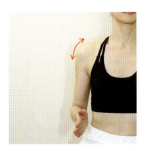
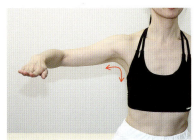

a：上方および下方組織（挙上・下制の運動）

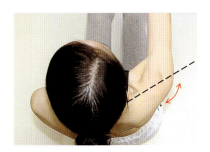
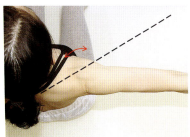

b：外方および内方組織（肩甲骨面上の前後運動）

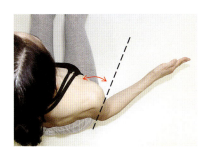
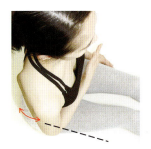

c：外方および内方組織（上腕骨の回旋運動）

図31: 関節運動に伴う伸張部位

a: 肩関節下垂位では上方にある組織が伸張され、挙上位では下方にある組織が伸張される。
b: 肩甲骨面より、上腕骨が前方に位置していれば後方にある組織が伸張され、後方に位置していれば前方にある組織が伸張される。
c: 肩関節下垂位での外旋位では前方にある組織が伸張され、内旋位では後方にある組織が伸張される。

肢位	内外旋運動	関節可動域制限因子
第1肢位	外旋	棘上筋前部線維 肩甲下筋上部線維 腱板疎部（烏口上腕靭帯） 前上方関節包 上関節上腕靭帯
	内旋	棘上筋後部線維 棘下筋上部線維（横走線維） 後上方関節包
第2肢位	外旋	肩甲下筋下部線維 前下方関節包 （中関節上腕靭帯） 前下関節上腕靭帯
	内旋	棘下筋下部線維（斜走線維） 後下方関節包
第3肢位	外旋	大円筋 前下方関節包
	内旋	小円筋 後下方関節包 後下関節上腕靭帯

表1: 各肢位での内外旋運動による関節可動域制限因子
解剖学を理解し、触診する技術があれば、関節可動域制限因子を絞り出すことが可能となる。

　以上を踏まえ、肩関節の特有の肢位、すなわち第1肢位、第2肢位、第3肢位の回旋運動時において、肩関節の各組織がどうなっているのか、また、どのような予測を立てることができるのかを考えてみよう。
　記述した予測に加え、触診、筋収縮、その他の方向の運動を強制する評価などを行うことで、治療対象とする組織を明確にしていくことができる。

① 第 1 肢位
ⅰ）外旋
　第1肢位での外旋では、肩関節の前方および上方にある組織が伸張される。一方、外旋に伴い骨頭中心は後方へ変位するため、肩関節の後方および下方にある組織は圧迫力を受ける。このため、第1肢位の外旋に制限（40°以下）や疼痛を有する場合は、以下のことを予測することできる。
　●肩関節前方に制限感や疼痛を有する場合：
　　棘上筋前部線維・肩甲下筋上部線維・腱板疎部（烏口上腕靭帯）・前上方関節包（SGHL）の損傷や炎症、拘縮がある。
　●肩関節後方に疼痛やつまり感を有する場合：
　　後方の組織（主に関節唇や関節包）に挟み込みがある。

ⅱ）内旋

第1肢位での内旋では、肩関節の後方および上方にある組織が伸張される。一方、内旋に伴い骨頭中心は前方へ変位するため、肩関節の前方および上方にある組織は圧迫力を受ける。このため、第1肢位の内旋に制限（90°以下）（肘を腹部の前方に位置させないと内旋は制限されるため、必然的に肩関節は屈曲約30°を伴う）や疼痛を有する場合は、以下のことを予測することできる。

●肩関節後方に制限感や疼痛を有する場合：
　棘上筋後部線維・棘下筋上部線維（横走線維）・後上方関節包の損傷や炎症、拘縮がある。
●肩関節前方に疼痛やつまり感を有する場合：
　前方の組織（主に関節唇や関節包）に挟み込みがある。

② 第2肢位
ⅰ）外旋

第2肢位での外旋では、肩関節の前方および下方にある組織が伸張される。一方、この肢位は肩甲骨面上より上腕骨が後方位にあり、さらに骨頭中心は外旋に伴い後方へ変位するため、肩関節の後方および上方にある組織は圧迫力を受ける。このため、第2肢位の外旋に制限（90°以下）や疼痛を有する場合は、以下のことを予測することできる。

●肩関節後方に制限感や疼痛を有する場合：
　肩甲下筋下部線維・前下方関節包・MGHL・AIGHLの損傷や炎症、拘縮がある。
●肩関節後方に疼痛やつまり感を有する場合：
　後方および上方の組織（主に関節唇や関節包）に挟み込みがある。
●肩関節上方の疼痛を有する場合：
　肩関節の前上方部の組織（腱板疎部や上腕二頭筋長頭腱など）、肩峰下滑液包や腱板などの組織が烏口肩峰アーチ下で衝突や滑走障害を生じている。

ⅱ）内旋

第2肢位での内旋では、肩関節の後方および下方にある組織が伸張される。一方、内旋に伴い骨頭中心は前方へ変位するため、肩関節の前方および上方にある組織は圧迫力を受ける。このため、第2肢位の内旋に制限（60°以下）や疼痛を有する場合は、以下のことを予測することできる。

●肩関節後方に制限感や疼痛を有する場合：
　棘下筋下部線維（斜走線維）・後下方関節包の損傷や炎症、拘縮がある。
●肩関節前方に疼痛やつまり感を有する場合：
　前方の組織（主に関節唇や関節包）に挟み込みがある。
●肩関節上方の疼痛を有する場合：
　肩関節の前上方部の組織（腱板疎部や上腕二頭筋長頭腱など）、肩峰下滑液包や腱板などの組織が烏口肩峰アーチ下で衝突や滑走障害を生じている。

③ 第3肢位

ⅰ）外旋

　第3肢位での外旋では、肩関節の前方および下方にある組織が伸張される。このため、第3肢位の外旋に制限（90°以下）や疼痛を有する場合は、以下のことを予測することできる。

●肩関節前方に制限感や疼痛を有する場合：

　大円筋・前下方関節包の損傷や炎症、拘縮がある。

●肩関節後方に疼痛やつまり感を有する場合：

　肩関節の後方部の組織（棘下筋、上腕三頭筋長頭、三角筋後部線維）の過緊張や後方および上方の組織（主に関節唇や関節包）に挟み込みがある。

●肩関節上方の疼痛を有する場合：

　肩関節の前上方部の組織（腱板疎部や上腕二頭筋長頭腱など）、肩峰下滑液包や腱板などの組織が烏口肩峰アーチ下で衝突や滑走障害を生じている。

ⅱ）内旋

　第3肢位での内旋では、肩関節の後方および下方にある組織が伸張される。一方、この肢位は肩甲骨面上より上腕骨が前方位であり、さらに内旋に伴い骨頭中心は前方へ変位するため、肩関節の前方および上方にある組織は圧迫力を受ける。このため、第3肢位の内旋に制限（0°以下）や疼痛を有する場合は、以下のことを予測することできる。

●肩関節後方に制限感や疼痛を有する場合：

　小円筋・後下方関節包・PIGLの損傷や炎症、拘縮がある。

●肩関節前方に疼痛やつまり感を有する場合：

　前方の組織（主に関節唇や関節包）に挟み込みがある。

●肩関節上方の疼痛を有する場合：

　肩関節の前上方部の組織（腱板疎部や上腕二頭筋長頭腱など）、肩峰下滑液包や腱板などの組織が烏口肩峰アーチ下で衝突や滑走障害を生じている。

　これらの評価のうち、第2肢位での外旋可動域を最終域まで改善することができれば、肩関節の前方・前下方にある組織の、第3肢位での内旋可動域を最終域まで改善することができれば、肩関節の後方・後下方にある組織の伸張性を確保できたことになる。以上から肩甲上腕関節の可動域はほぼ満たしたことになり、残りの不足分は肩甲骨運動が代償することで、最終域まで挙上することが可能となる。

　この2つの肢位での評価と治療は臨床的に重要になることが分かる。

　このような臨床応用は、他の肢位での回旋運動でも同様なことがいえる。**表1**を見ながらこれらの評価方法と他の理学所見を組み合わせいくことで、損傷や炎症、拘縮などの問題がある組織をある程度予測できるようになるであろう。

2）ゼロ・ポジション

　通常、肩甲骨の関節窩は前外方を向いているため、肩関節を外転と屈曲の間で挙上（肩甲骨面挙上）することが、肩甲上腕関節上で安定した運動となる。これを「関節面上の外転運動」という。また、この関節面上の外転運動が、約150°に達すると、上腕骨の長軸上に肩甲棘の長軸が一致した肢位となる。この肢位をゼロ・ポジションという。

　ゼロ・ポジションでは、肩関節を跨ぐ筋は全て、回旋ベクトルが減少して求心力として働く。特にインナーマッスルは関節軸近くを走行するため、その機能が果たす役割は大きい（図32）。

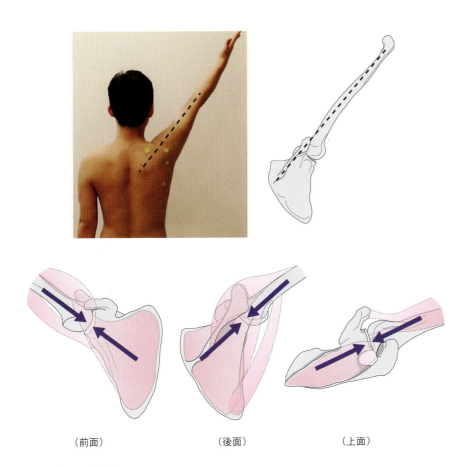

（前面）　　　　　　（後面）　　　　　　（上面）

図32: ゼロ・ポジション
肩甲骨面上で約150°挙上した時に上腕骨長軸と肩甲棘が一直線上となる肢位をゼロ・ポジションという。ゼロ・ポジションでは、肩関節を跨ぐ筋は全て、回旋ベクトルが減少して求心力として働く。

3) 複合運動

患者が疼痛や施行困難を訴える日常生活動作として、「結髪動作」「結帯動作」「対側肩動作」の、3つの複合運動がある。これら複合運動も肩関節の特有の運動であり、各々の動作の特性を知っておくと臨床で非常に役に立つ。

結髪動作は、両手を頭の後ろに合わせ、肘を開く動きをいい、肩関節の屈曲・外転・外旋の動きを伴う動作である（図 33-a）。

結帯動作は、手を身体の後ろの正中にもっていき、背骨にそって挙げる動きをいい、肩関節の伸展・過内旋の動きを伴う動作である（図 33-b）。結帯動作には外転結帯（肩関節外転約 45°）あるいは内転結帯（肩関節外転 0°）があり、個人差があるようである。

対側肩動作は、対側の肩を触る動きであり、本稿だけのオリジナル用語である。肩関節の屈曲・内転・内旋の動きを伴う動作である（図 33-c）。

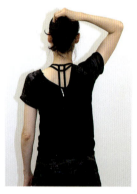
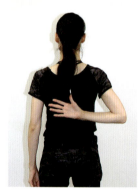
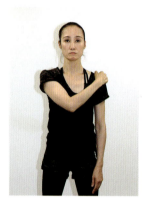

a：結髪動作　　　　b：結帯動作　　　　c：対側肩動作

図 33：複合運動
a：両手を頭の後ろに合わせ、肘を開く動きを結髪動作
b：手を身体の後ろの正中にもっていき、背骨にそって挙げる動きを結帯動作
c：対側の肩を触る動きを対側肩動作

4. 肩甲上腕関節の安定性に関わる組織

肩関節は股関節よりも大きな可動域を必要とするため、脱臼しないように安定性が求められる。ここでは、肩甲上腕関節の安定性に関与する組織について説明していく。

1）静的安定化機構

静的安定化機構には、関節包や関節上腕靱帯などがある。関節包の中にはわずかな液体（関節液）が入っており、関節内圧は常に陰圧に保たれているため、圧着効果により関節は脱臼しない構造をしている。また、関節上腕靱帯は関節包を裏打ちする形で存在し、ヒダ状構造（カーテンのような形態）をしている。このため、関節上腕靱帯が緊張するとカーテンを閉めてピンと張った状態となり、靱帯が緩むとカーテンを開けてたわんだ状態になる（図34）。

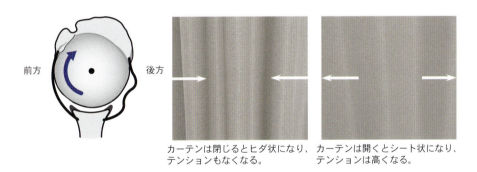

カーテンは閉じるとヒダ状になり、テンションもなくなる。

カーテンは開くとシート状になり、テンションは高くなる。

図34：関節上腕靱帯の緊張と弛緩

関節上腕靱帯が緊張するとカーテンを閉めてピンと張った状態となり、靱帯が緩むとカーテンを開けてたわんだ状態になる。

① 関節上腕靭帯と関節包（表2）

以下に関節上腕靭帯および関節包の各部位が、どの肢位で緊張・弛緩するかをまとめた。表2も併せて確認すると、臨床で役立つ情報となる。肩関節の運動を施行する際、これら組織の緊張と弛緩をイメージしながら行っていただきたい。

上関節上腕靭帯
　肩関節包前面の上方に位置している。
　第1肢位での外旋で緊張し、第3肢位での内旋で緩む。
中関節上腕靭帯
　肩関節包前面の中央（やや上方）に位置している。
　外転45度（第1肢位と第2肢位の間）での外旋で緊張し、内旋で緩む。
前下関節上腕靭帯
　肩関節包前面の下方に位置している。
　第2肢位での外旋で緊張し、第3肢位での内旋で緩む。
後下関節上腕靭帯
　肩関節包後方の下方部に位置している。
　第3肢位での内旋で緊張し、第1肢位での外旋で緩む。
腋窩陥凹部
　肩の真下に位置している。
　第2肢位での外旋や第3肢位での内旋で緊張する。

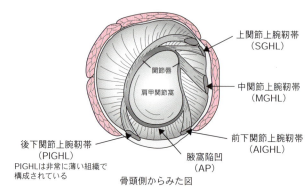

関節包と関節上腕靭帯	緊張	弛緩
上関節上腕靭帯（SGHL）	第1肢位外旋	第3肢位内旋
中関節上腕靭帯（MGHL）	45度外転外旋	内旋
前下関節上腕靭帯（AIGHL）	第2肢位外旋	第3肢位内旋
後下関節上腕靭帯（PIGHL）	第3肢位内旋	第1肢位外旋
腋窩陥凹	第2肢位外旋　第3肢位内旋	下垂位

表2: 関節上腕靭帯と関節包の緊張・弛緩

関節上腕靭帯および関節包の各部位がどの肢位で緊張・弛緩するかの知識は、肩関節の運動を施行する際に役立つ。

② 関節包の容量と関節内圧

　関節包の容量と肩甲上腕関節の可動域は比例関係にある。正常肩よりも容量が縮小（関節包の縮小）すると、可動域は制限される。また、関節内圧が上昇（陽圧化）すると、関節の動きは減少する。このことを踏まえ、関節包の容量が縮小した場合、どの部位で縮小が生じているのかを適正に評価し、適正な運動療法を施行する必要がある。

2）動的安定化機構

　動的安定化機構は、筋肉（腱板）の作用により上腕骨頭を関節窩に引き寄せ、そこで軸を作る機能を意味している。LHBも上腕骨頭を押さえこむ作用を有し、半動的安定化機構と呼ばれている。

① 腱板

　腱板には、棘上筋、棘下筋、小円筋、肩甲下筋があり、インナーマッスルとも呼ばれている。これらは上腕骨頭の大結節や小結節に付着し、上腕骨頭を関節窩の方へ引っ張り込み、軸を形成する作用がある（図35）。また、肩関節のあらゆるポジションにおいて、いずれかの腱板が機能する。肩関節は、軸を形成した上で三角筋などのアウターマッスルが作用するため、自由に動かすことが可能となる（図36）。

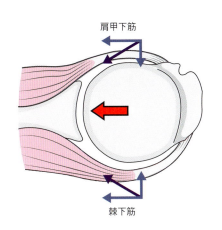

図35: 腱板の作用
肩甲下筋は内旋運動、棘下筋・小円筋は外旋運動に寄与し、これらの力により、支点形成力（軸）を形成する。

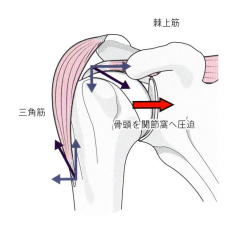

図36: インナーマッスルとアウターマッスルの役割
棘上筋の内方ベクトルと三角筋の外方ベクトルによる力により、安定した肩関節の外転運動が遂行される。

②上腕二頭筋長頭腱（LHB）の作用

　LHB は大結節と小結節の間にある結節間溝内を走行し、上腕骨頭を抜け肩甲骨の関節上結節に付着する。

　上腕骨の回旋肢位により走行部位が異なり、肩関節内旋位では上腕骨頭の前方に位置するが、外旋位では上方に位置する。つまり上腕骨頭を上から下に押さえこむことで、その時のポジションに有効な軸を作ることが可能となる（図37）。

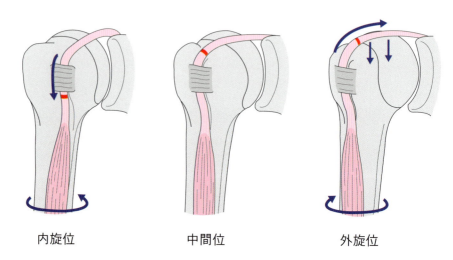

内旋位　　　　　　中間位　　　　　　外旋位

図37: 上腕二頭筋長頭腱の作用
上腕二頭筋長頭腱は、回旋肢位により走行する位置および緊張が変化する。第1肢位での内旋位は、上腕骨頭の前内側を滑走し腱の緊張は中間位よりも低下する。外旋位では、上腕骨頭の頂上を滑走し、中間位よりも適度に緊張して骨頭を上方から押さえつけ、軸を作ることができる。

5. 第 2 肩関節の機能

　第 2 肩関節は、第 1 肩関節（肩甲上腕関節）の機能を高めるために存在し、腱板、肩峰下滑液包、大結節、烏口肩峰アーチにより形成された機能的な関節を意味する。また、烏口肩峰アーチは烏口突起、烏口肩峰靭帯、肩峰によって形作られた機能的な関節面を意味する。この第 2 肩関節を理解するためには、肩関節挙上運動における大結節の運動と方向を理解する必要がある。

1）肩関節挙上時における大結節の動き

　肩関節を挙上すると、大結節の位置は 3 点に分けることができる（図 38）。一つ目は大結節が烏口肩峰アーチよりも外側に位置しているとき（肩関節挙上 0 〜 80°）。二つ目は大結節が烏口肩峰アーチ直下に位置しているとき（肩関節挙上 80 〜 120°）。三つ目は大結節が烏口肩峰アーチよりも内側に位置しているとき（肩関節挙上 120 〜 180°）。

　大結節には腱板が付着しており、烏口肩峰アーチをくぐる際には必ず摩擦が生じる。この摩擦を軽減し動きを円滑にするため、烏口肩峰アーチと腱板との間にある肩峰下滑液包が存在している。

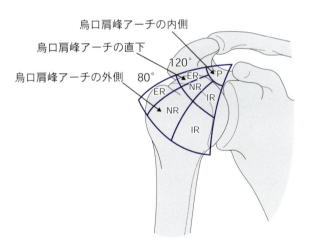

図 38: 肩関節挙上時と大結節の運動軌跡
肩関節の挙上時の大結節の軌跡について、0 〜 80°は烏口肩峰アーチよりも外側に位置、80 〜 120°は烏口肩峰アーチ直下に位置、120°以上は烏口肩峰アーチよりも内側に位置する。また、3 つの通路（内旋域、中間域、外旋域）が存在するが、最終域になると一致する。

2）第 2 肩関節の機能

　第 2 肩関節の機能として、烏口肩峰アーチにより腱板を押さえ込むという作用がある。つまり腱板のベクトルが関節窩に対して直角となるため、上腕骨頭を関節窩に引き寄せ軸を作ることができる。逆に、烏口肩峰アーチが存在しないと、腱板がやや上方を向くために上腕骨頭を上方に引き上げ、軸は不安定となる（図 39）。

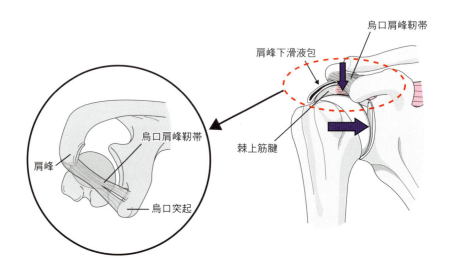

図 39: 上第 2 肩関節の機能
烏口肩峰アーチは、烏口突起と肩峰およびその間の烏口肩峰靭帯により構成されているアーチ状の屋根である。棘上筋腱を上から押さえることで、腱板の支点形成力を高める。

6. 肩甲胸郭関節の安定性・運動性に関わる組織

　肩甲胸郭関節の機能として、肩関節の可動域拡大、肩甲骨の運動性、肩関節の運動に伴う肩甲骨の運動、第2肩関節の効率化が挙げられる。五十肩の臨床を考える上で、肩甲胸郭関節の運動性を改善することは重要である。このため、この項目で説明する内容をしっかりと理解し、五十肩の臨床に役立てていただきたい。

1）肩関節の可動域拡大

　肩関節の可動域は、肩甲上腕関節と肩甲胸郭関節との合算した角度でとらえる。報告者により様々だが、この比率は約2対1とされており、肩関節が180°挙上した場合は、120°が肩甲上腕関節、60°が肩甲胸郭関節となる（もちろんその他の脊椎、仙腸関節、骨盤の動きも重要）（図40）。また、回旋における肩甲上腕関節と肩甲胸郭関節の運動比率として、第1肢位での外旋は約2.5対1、内旋は約6対1の関係とされている。

　これらは一般的な数字であり、肩甲骨の動きをよくすることにより、さらに可動域を増大させることが可能となる。つまり、肩甲上腕関節の可動域が減少しても肩甲胸郭関節の運動性を改善することにより、肩関節の可動域を高めることができる。

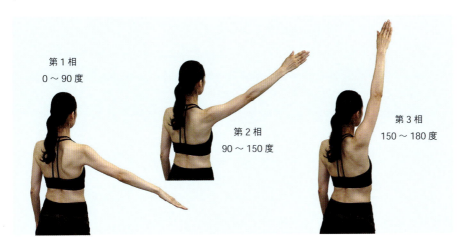

図40: 肩関節の可動域
肩関節の可動域は、肩甲上腕関節と肩甲胸郭関節との合算した角度で捉え、この比率は約2対1とされている。

2）肩甲帯の運動性

肩関節の運動における肩甲帯の動きは、基本的には複合運動であるが、ここでは分かりやすく単独運動として説明する。

肩甲骨の運動（図41）
挙上運動：肩甲骨が上方に挙がる動き。
下制運動：肩甲骨が下方に下がる動き。
外転運動：肩甲骨が外側に開く動き。
内転運動：肩甲骨が内側に寄せる動き。
上方回旋運動：関節窩が上方に向く動き。
下方回旋運動：関節窩が下方に向く動き。

3）肩関節の運動に伴う肩甲骨の運動

肩関節の運動と肩甲骨の運動との関係を下記にまとめる（表3）。肩関節の運動に伴う肩甲骨の運動を理解することは、臨床上役立つ知識となる。例えば、肩関節を屈曲すると、肩甲骨は外転・後傾・上方回旋する。このため、肩甲骨のこれら運動に関与する筋の拘縮を改善したり、筋出力を促したりすることができれば、肩関節屈曲の可動域を拡大することができる。

肩関節を屈曲すると、肩甲骨は外転（最終付近では内転）・後傾・上方回旋する。
肩関節を伸展すると、肩甲骨は内転・前傾・下方回旋する。
肩関節を外転すると、肩甲骨は外転・上方回旋する。
肩関節を腹部側に内転すると、肩甲骨は外転・上方回旋し、背部側に内転すると肩甲骨は内転・下方回旋する。
肩関節を第1肢位のまま外旋すると、肩甲骨は内転する。
肩関節を第1肢位のまま内旋すると、肩甲骨は外転する。
肩関節を第2肢位にすると、肩甲骨は内転・上方回旋し、そこから外旋すると肩甲骨は後傾し、内旋すると肩甲骨は前傾する。
肩関節を第3肢位にすると、肩甲骨は外転・上方回旋し、そこから外旋すると肩甲骨は後傾し、内旋すると肩甲骨は前傾する。

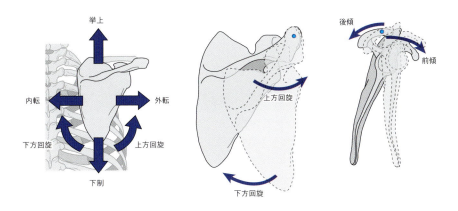

図 41: 肩甲骨の運動

肩関節の運動における肩甲帯の動きは、基本的には複合運動であるが、ここでは分かりやすく単独運動を載せている。

肩関節運動	肩甲骨運動
屈曲	外転（最終域付近では内転）・後傾・上方回旋
伸展	内転・前傾・下方回旋
外転	外転・上方回旋
内転（腹側）	外転・上方回旋
内転（背側）	内転・下方回旋
第1肢位外旋／内旋	内転／外転
第2肢位外旋／内旋	内転・上方回旋・後傾／内転・上方回旋・前傾
第3肢位外旋／内旋	外転・上方回旋・後傾／外転・上方回旋・前傾

表3: 肩関節運動に伴う肩甲骨運動

肩関節の運動と肩甲骨の運動との関係を理解することは、臨床上役立つ知識となる。

まとめ

　肩関節に求められる機能は「運動性」と「支持性」であり、肩を構成する関節についての基礎知識を述べた。肩甲上腕関節は構造上不安定であるため、軟部組織が大きな役割を担い、この関節が様々な方向へ自由に動くためには、他の関節の機能が十分に発揮される必要がある。

　また、軟部組織が正常に機能するためには、関節内圧が正常（陰圧）である必要があるが、五十肩の疼痛期においては関節内圧が異常（陽圧）を来すため、求心位を失い軟部組織に負荷を加えてしまう。患者の病期および関節機能の評価、軟部組織の機能評価が的確にできることが、五十肩の理学療法戦略において重要であることは言うまでもないが、こうした基礎知識については何度も読み返し、イメージが持てるようになっていただきたい。

第2章

五十肩に影響を与える筋の機能とその評価

第2章　五十肩に影響を与える筋の機能とその評価

　第1章では、肩関節の基礎的な知識の整理と理解について述べた。五十肩をはじめ様々な関節疾患は、筋組織（以下、筋）に原因があることが多い。このことは筋が直接痛みを発症していない場合においても、筋に癒着や短縮があることが原因でその他の部位の痛みの原因となっていることも含んでいる。このように筋の機能障害は、多くの関節疾患に影響を与えている。

　このため、五十肩を適切に治療するには、筋の位置関係をイメージしつつ、その機能を理解することが必要になる。第2章では、五十肩に関わる各筋の機能およびその評価について述べていく。

　筋の機能障害は、「筋力低下（筋出力低下も含む）」と「筋の拘縮」との2つに大きく分けることができる。双方とも重要であることはいうまでもないが、臨床的な観点でみると、筆者は「筋の拘縮」をより重視している。その理由はたくさんあるが、特に疼痛に関しては、評価から疼痛に影響を与えている筋の拘縮を捉えそれを改善することが、より早期の改善策となるからである。また筋の拘縮を改善できると関節がより正常な軌道で動けるようになるため、筋力もそれに付随して改善しやすくなるのである。

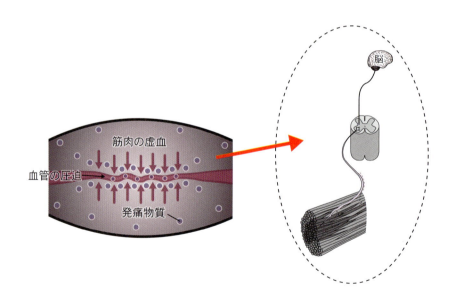

図1：攣縮
筋攣縮とは、意識とは関係なく筋の痙攣と虚血が生じている状態のことをいう。これは脊髄反射を基盤とし、運動神経による活動電位が高ぶることで筋内の血管は圧迫され、虚血が生じる。筋は豊富な血液量を必要としており、虚血などによって血液循環が滞ると、筋細胞は徐々に変性し、その過程で発痛物質を放散する。このため短縮との違いは、圧迫を加えることで圧痛が認められることにある。

筋の拘縮は、「攣縮（図1）」と「短縮（図2）」に大別することができる。双方の治療は異なるため、臨床的にはこの区分けは大切である。ただし、どちらの場合においても筋の拘縮が生じると、腱や骨に負荷がより加わるようになり、やがて腱は本来の性質を徐々に失っていくことになる。さらにその期間が長期化すると、腱と骨の間に負荷が加わり、痛みを認めるようになる。さらに、ケースによっては腱に腫脹や部分断裂が認められることもある。例えば、臨床的に良く見受ける腱板断裂はその典型的な例と言える。

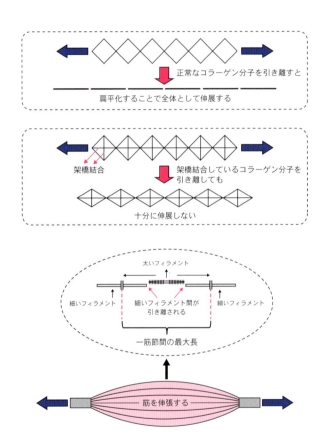

図2: 短縮（筋節の減少と線維化）

筋を伸ばすと、筋原線維レベルでは太いフィラメントに対して隣り合う細いフィラメントが引き離されるため、筋節間が伸張する。そのため、長軸上に連なる筋節が多くなるほど、筋線維の伸張性は増大する。その一方で、筋節が少なくなるほど、筋線維の伸張性は減少し短縮が起こる。また、コラーゲン分子に架橋結合が形成されることにより組織自体の硬度が高くなる。このため、伸張に対する抵抗性が増すことで筋線維の伸張性が減少し、短縮が起こる。

筋の攣縮と短縮を判別するために、**表1**を見ていただきたい。五十肩のケースでは、筋の攣縮も短縮もどちらも生じるため、適正な評価を行い適正な治療法を選択することが大切である。

　こうした筋の収縮と弛緩を阻害する攣縮や短縮は、何らかの理由で筋周辺に侵害刺激（組織にダメージを与えるようなストレス）が加わった結果であり、五十肩の場合、関節を構成する組織が炎症し、それを表面から保護している筋に波及することで起こることも非常に多い。

　以上のことから、筋が原因となって生じる可動域制限は、時間的経過を考慮した対応とともに可動域制限因子の筋の的確な評価が求められるのである。

　五十肩における筋の評価は、圧痛評価と伸張テストを用いる。圧痛評価では攣縮を、伸張テストでは短縮を評価していることになるが、臨床では混在していることが多い。双方の評価ポイントを述べ、実際の評価方法を後に記載していく。

筋	圧痛	伸張位	弛緩位	等尺性収縮時痛	筋力低下
攣縮	認める	緊張増大 疼痛出現	緊張低下も 緊張は残存	顕著に出現 しやすい	認めやすい
短縮	認めにくい （少ない）	緊張増大	緊張低下	出現しにくい	認めにくい

表1: 筋の攣縮と短縮の評価

a）圧痛所見の有無
　　筋攣縮は、圧痛を認める。
　　筋短縮は、圧痛を認めにくい（少ない）。
b）伸張位と弛緩位の緊張程度
　　筋攣縮は、関節肢位に関わらず、筋の緊張は持続的に高くなっている。したがって、筋を短縮位として触診上の緊張が低下しても、緊張は残る。また筋を伸張位へと強要すると、緊張はさらに増強し疼痛が出現しやすい。筋短縮は、伸張位にすると引き伸ばされ触診上の緊張は高くなる。逆に、短縮位にすると筋は弛緩するため触診上の緊張は低くなる。
c）筋力低下と等尺性収縮時痛の有無
　　筋攣縮では、強い等尺性収縮を強要すると筋内圧はさらに上昇し、疼痛が出現しやすくなる。特に、虚血を伴っている筋攣縮では、収縮時痛がより顕著となる。
　　筋短縮では、基本的には著明な筋力低下を認めず、筋内圧も上昇していない。

圧痛評価

　筋の圧痛は、筋の攣縮や炎症部位をとらえる上で重要な所見となる。圧痛を評価する際は、その筋を適度に伸張した肢位にすると圧痛を捉えやすい。一般的に、圧痛は付着部、筋腱移行部、関節付近で好発することを知っておくと評価が円滑に進行する。

伸張テスト

　筋の伸張テストは、基本的には筋の起始と停止が離れる方向に誘導し、その可動範囲を評価する。筋の伸張テストが陽性の場合は、筋の緊張の有無を触診により確認することも重要である。このことにより、その筋が伸張テストにおける制限因子となっていることを確認することができる。また、各伸張テストにおいては、筋以外の組織（靱帯や関節包など）が制限因子として関与していることもあるため、その他の評価なども含め、拘縮の原因を総合的に判断する必要がある。

　また、肩甲上腕関節に関わる筋の伸張テストを実施する際は、肩甲骨の固定が重要となる。各肩関節の肢位により肩甲骨の位置が変化するため、肩甲骨を固定する肢位をあらかじめ決めておくと良い。

1. 肩甲上腕関節周辺の筋の機能とその評価

　第1章でも述べた通り、関節に求められる機能は「運動性」と「支持性」であり、どちらも軟部組織が主として担っている。軟部組織である筋の運動性と支持性を理解するためには、肩の表面に露出している浅層筋（outer muscle）および表面からは見えにくく骨の近位にある深層筋（inner muscle）の知識が必要である。

　浅層筋は関節の運動性として、深層筋は関節の支持性としての役割が大きい。五十肩をはじめとする関節疾患の多くは深層筋の障害が起こりやすく、関節の支持性を失うことが要因の一つとされている。また、私の経験上、疼痛の発現部位は、皮膚に近い表層組織であるほど限局され、関節に近い深層組織ほど漠然とする傾向がある。

1）浅層筋

　肩関節の運動性としての役割を果たす浅層筋には、三角筋、大胸筋、広背筋などがある。浅層筋は表面積が大きく、筋の線維（「上部・中部・下部」や「前部・中部・後部」などに分類される）によって、運動の方向が異なる。このため、同じ筋でも浅層筋のストレッチを行う場合は、その筋のどの線維を伸ばしたいかを考慮する必要がある。以下に、浅層筋の機能と評価について述べる。

① 三角筋

　三角筋は前部、中部、後部線維に分けられる。前部線維は鎖骨、中部線維は肩峰、後部線維は肩甲棘に付着し、上腕骨側では全て三角筋粗面に付着する（図3）。前部線維は肩関節の屈曲・内転・内旋運動に、中部線維は肩関節の外転運動に、後部線維は肩関節の伸展・内転・外旋運動に作用する。

　以下に圧痛評価と伸張テストについて述べるが、五十肩においては、三角筋周辺に疼痛を認めても、ほとんどが関連痛であることが多い。評価としては、三角筋を圧迫して疼痛の訴えが無ければ、治療対象から外すとよい。

三角筋の前部・中部・後部線維の圧痛評価

　三角筋の圧痛は、三角筋粗面付近で確認できることが多く、圧痛のほとんどが前部線維と中部線維で認められる。後部線維は棘下筋と癒着していることが多く、その場合、癒着部位に圧痛を認める。

　前部線維は肩関節外転位で伸展方向に誘導すると緊張するため、圧痛部位を確認しやすくなる。（図4）。中部線維の前方部は、肩関節伸展・内転・外旋方向、中部線維の後方部は肩関節屈曲・内転・内旋方向に誘導すると緊張するため、圧痛部位が確認しやすくなる（図5）。後部線維は、肩関節屈曲位で内旋45°程度とし、水平屈曲方向に誘導すると緊張するため、圧痛部位を確認しやすくなる（図6）。

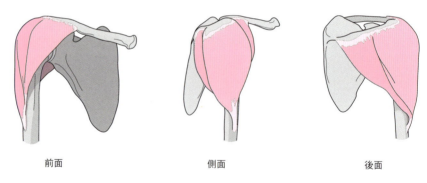

前面　　　側面　　　後面

図3: 三角筋

三角筋の前部線維は鎖骨、中部線維は肩峰、後部線維は肩甲棘に付着し、上腕骨側では全て三角筋粗面に付着する。

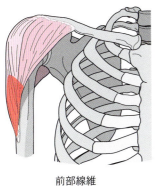
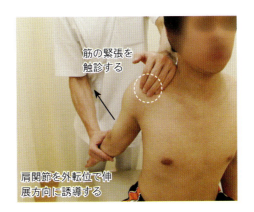

前部線維
■圧痛好発部位

筋の緊張を触診する

肩関節を外転位で伸展方向に誘導する

図4: 三角筋前部線維の圧痛評価

三角筋の圧痛は、三角筋粗面付近で認めることが多い。三角筋の圧痛の評価は、レリーフが明瞭であるため、触診がしやすい。そのため圧痛も確認しやすい。前部線維は肩関節外転位で伸展方向に誘導すると緊張するため、圧痛部位が確認しやすくなる。

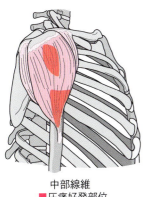
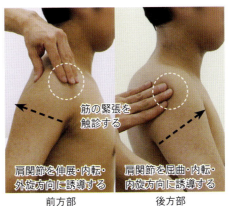

中部線維
■圧痛好発部位

筋の緊張を触診する

肩関節を伸展・内転・外旋方向に誘導する　　肩関節を屈曲・内転・内旋方向に誘導する

前方部　　　　　　後方部

図5: 三角筋中部線維の圧痛評価

中部線維の前方部は、肩関節伸展・内転・外旋方向に誘導すると緊張するため、圧痛部位が確認しやすくなる。中部線維の後方部は、肩関節屈曲・内転・内旋方向に誘導すると緊張するため、圧痛部位が確認しやすくなる。

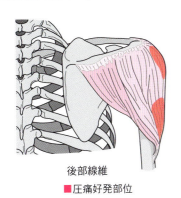
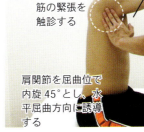

後部線維
■圧痛好発部位

筋の緊張を触診する

肩関節を屈曲位で内旋45°とし、水平屈曲方向に誘導する

図6: 三角筋後部線維の圧痛評価

後部線維の三角筋の圧痛はまれである。後部線維は肩関節屈曲位で内旋45°程度とし、水平屈曲方向に誘導すると緊張するため、圧痛部位が確認しやすくなる。

三角筋の前部・中部・後部線維の伸張テスト

　評価姿勢は座位とする。前部線維の伸張テストは、肩関節を外転45°・内外旋中間位とした肢位を開始肢位とし、肩甲骨を固定する。そこから、上肢を後方へ引いていく。後方へ引いた面上での角度が伸展20°まで達しない場合、前部線維の伸張性の低下を疑う（図7-a）。

　中部線維の前方部の伸張テストは、肩関節を伸展20°・内外旋中間位とした肢位を開始肢位とし、肩甲骨を固定する。そこから肩関節を内転させる。内転15°まで達しない場合、中部線維前方部の伸張性の低下を疑う（図7-b）。中部線維の後方部の伸張テストは、肩関節を屈曲20°・内外旋中間位とした肢位を開始肢位とし、肩甲骨を固定する。そこから肩関節を内転させる。内転15°まで達しない場合、中部線維後方部の伸張性の低下を疑う（図7-b）。

　後部線維の伸張テストは、肩関節を屈曲90°・内旋45°とした肢位を開始肢位とし、肩甲骨を固定する。そこから肩関節を水平屈曲させる。水平屈曲20°まで達しない場合、後部線維の伸張性の低下を疑う（図7-c）。

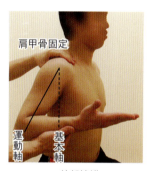

a:前部線維

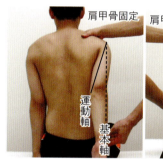 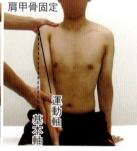

b:中部線維

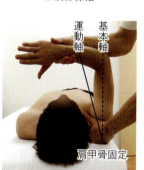

c:後部線維

図7: 三角筋の伸張テスト

a: 前部線維は、肩関節を外転45°・内外旋中間位とした肢位を開始肢位とし、肩甲骨を固定する。そこから上肢を後方へ引く。後方へ引いた角度が伸展20°で達しない場合、前部線維の伸張性の低下を疑う。

b: 中部線維の前方部は、肩関節を伸展20°・内外旋中間位とした肢位を開始肢位とし、肩甲骨を固定する。そこから肩関節を内転させる。内転15°まで達しない場合、前方部の伸張性の低下を疑う。中部線維の後方部は、肩関節を屈曲20°・内外旋中間位とした肢位を開始肢位とし、肩甲骨を固定する。そこから肩関節を内転させる。内転15°まで達しない場合、後方部の伸張性の低下を疑う。

c: 後部線維は、肩関節を屈曲90°・内旋45°とした肢位を開始肢位とし、肩甲骨を固定する。そこから肩関節を水平屈曲させる。水平屈曲20°まで達しない場合、後部線維の伸張性の低下を疑う。

② 大胸筋

大胸筋は、鎖骨部線維、胸肋部線維、腹部線維の3つの線維群から構成され、各肢位に応じてそれぞれの作用が異なる。大胸筋の各肢位における上腕骨に対する作用は下記の通りである。

第1肢位において、鎖骨部線維は上腕骨の上方偏位と肩関節の屈曲・内転・内旋運動に作用する。胸肋部線維は肩関節の内転・内旋運動に作用する。腹部線維は、ほとんど特別な機能を有していない（図8-a）。

第2肢位において、鎖骨部線維は肩関節の水平屈曲運動に作用する。胸肋部線維は肩関節の水平屈曲・内転・内旋運動に作用する。腹部線維は肩関節の水平屈曲・内転・内旋運動に作用する（図8-b）。

第3肢位において、鎖骨部線維は肩関節の水平屈曲運動に作用する。胸肋部線維は肩関節の水平屈曲・伸展・内旋運動に作用する。腹部線維は肩関節の水平屈曲・伸展・内旋運動に作用する（図8-c）。

また、大胸筋の攣縮や短縮は、背中を丸めてしまうきっかけにもなる。

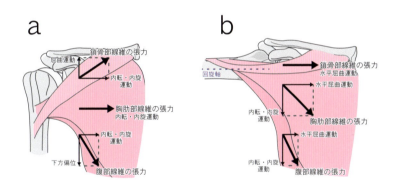

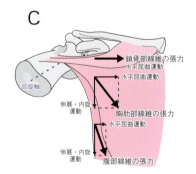

図8: 大胸筋
a: 第1肢位での大胸筋の作用
b: 第2肢位での大胸筋の作用
c: 第3肢位での大胸筋の作用

大胸筋の圧痛評価

　大胸筋の圧痛は、体幹から上肢に移行する付近で確認できることが多い。鎖骨部線維は肩関節を軽度外転位で上肢を後方に引き（図9-a）、胸肋部線維は肩関節を外転位で水平伸展方向に誘導すると伸張されるため触診がしやすくなる（図9-b）。

大胸筋の伸張テスト

　評価姿勢は背臥位とする。患者自身に胸を大きく張らせて胸椎伸展位とし、胸郭を固定する。頚椎は過度に屈曲させないように注意する。鎖骨部線維の伸張テストは、肩関節を外転40°、内外旋中間位を開始肢位とし、そこから上肢を後方へ引いていく。後方へ引いた面上での角度が伸展20°まで達しない場合、鎖骨部線維の伸張性の低下を疑う（図10-a）。

　胸肋部線維の伸張テストは、肩関節を外転90°、内外旋中間位を開始肢位とし、そこから肩関節を水平伸展させていく。水平伸展20°まで達しない場合、胸肋部線維の伸張性の低下を疑う（図10-b）。

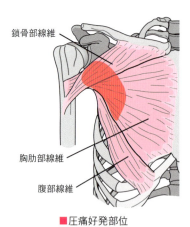

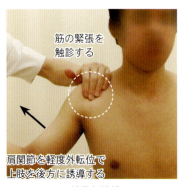
a:鎖骨部線維

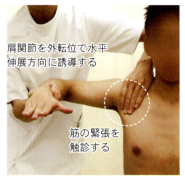
b:胸肋部線維

図9: 大胸筋の圧痛評価

a: 鎖骨部線維の圧痛の評価は、肩関節軽度外転位で上肢を後方に誘導すると緊張するため、圧痛部位が確認しやすくなる。

b: 胸肋部線維の圧痛の評価は、肩関節外転位で水平伸展方向に誘導すると緊張するため、圧痛部位が確認しやすくなる。

② 広背筋

　広背筋は、胸椎棘突起・腰仙椎棘突起部、腸骨稜部、下位肋骨部、肩甲骨下角部の4つの線維群から構成される。また、広背筋の停止部は大円筋と同じく小結節稜であり、広背筋と大円筋の結合部より近位では、両者の間には腱下包（subtendinous bursa of latissimus dorsi muscle）が存在し、両者間の摩擦を軽減している。

　また、広背筋は背中を後弯させても伸張するため、背中が後弯姿勢のケースではこの筋が肩関節挙上の制限因子となる（図11）。

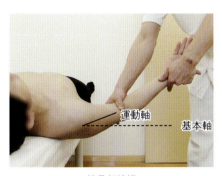
a:鎖骨部線維

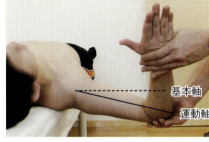
b:胸肋部線維

図10: 大胸筋の伸張テスト
a: 鎖骨部線維の伸張テストは、肩関節を外転40°、内外旋中間位を開始肢位とする。そこから上肢を後方へ引く。後方へ引いた角度が伸展20°まで達しない場合、鎖骨部線維の伸張性の低下を疑う。
b: 肋部線維の伸張テストは、肩関節を外転90°、内外旋中間位を開始肢位とする。そこから肩関節を水平伸展させていく。水平伸展20°まで達しない場合、胸肋部線維の伸張性の低下を疑う。

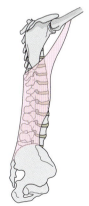
腰椎前彎骨盤前傾位

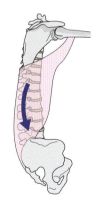
腰椎後彎骨盤後傾位

図11: 広背筋
広背筋は、体幹側では肩甲骨下角や胸椎・腰椎そして腸骨稜に付着し、上腕骨側では小結節稜に付着する。胸椎・腰椎後弯位、骨盤後傾位になると、広背筋は伸張位となり静止張力が高くなるため、肩関節の挙上は制限される。

広背筋の圧痛評価

広背筋は、肩甲骨の外側縁で大円筋を包み込むように前方へと回り込むため、下角付近の最上部線維で圧痛を認めることが多い。このため、広背筋の圧痛評価は、肩甲骨下角の尾側に位置する筋腹を触診する。肩関節から小結節稜までは腱となり、この部位での圧痛はほとんど認めない。

評価姿勢は側臥位とし、胸椎・腰椎後弯位、骨盤後傾位で広背筋を伸張させておく。そこから肩関節を外旋位のまま屈曲方向に誘導すると、120°を超えたあたりから緊張するため、圧痛部位が確認しやすくなる（図12）。

広背筋の伸張テスト

評価姿勢は側臥位とし、両股関節は最大屈曲位、胸腰椎後弯位、骨盤後傾位とし、肩関節内外旋中間位を開始肢位とする。そこから肩関節を屈曲させ、屈曲120°まで達しない場合、広背筋の伸張性の低下を疑う（図13）。

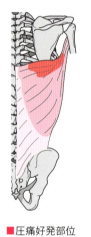
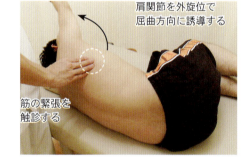

■ 圧痛好発部位

図12: 広背筋の圧痛評価
広背筋の圧痛は、下角付近の最上部線維で認めることが多い。

2）深層筋

　肩に関連する深層筋には、棘上筋、棘下筋、小円筋、肩甲下筋、大円筋がある（図14）。五十肩においては、これらの筋に攣縮や短縮が生じた結果、関節可動域の減少や疼痛を招いていることが非常に多い。以下に、深層筋の機能とその評価について述べていく。

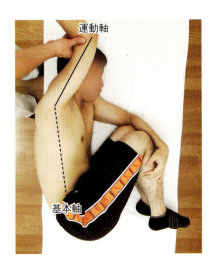

図 13: 広背筋の伸張テスト

両股関節は最大屈曲位、胸腰椎後弯位、骨盤後傾位とさせ、肩関節は内外旋中間位とした肢位を開始肢位とする。肩関節屈曲 120°まで達しない場合、広背筋の伸張性の低下を疑う。

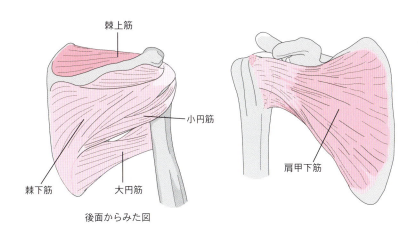

図 14: 深層筋

肩に関連する深層筋には棘上筋、棘下筋、小円筋、肩甲下筋、大円筋がある。

① 棘上筋

棘上筋は肩甲骨側では棘上窩に付着し、上腕骨側では大結節（上面）に付着する。この筋は肩を肩甲骨面上に内転すると伸張し、外転すると収縮する。また、上腕骨頭を関節窩に引きよせる支点形成作用もある（図15）。

棘上筋と棘下筋の拘縮は、肩関節外転運動の筋出力も低下させるため、肩関節の支持性も低下する。また、これらの筋の拘縮は上方支持組織の癒着を生じさせ、五十肩の疼痛と強く関連している。それだけではなく、棘上筋および棘下筋は腱板断裂が発生しやすく、これも含め上方支持組織の癒着や周辺の疼痛との関連性が高い。このため五十肩の臨床では、これらの筋の適正な評価と治療が求められる。

棘上筋の圧痛評価

棘上筋の圧痛は、棘上窩の内側1/4で認めることが多い。また、肩峰下内側部にも認めることがある。前部線維は上角部付近、後部線維は肩甲棘の上縁で顕著である（図16）。前部線維の圧痛の評価は、棘上窩から上角部付近を触診し、肩関節を伸展・内転・外旋方向に誘導すると、前部線維が緊張するため圧痛部位が確認しやすくなる。後部線維の圧痛の評価は、棘上窩から肩甲棘上縁を触診し、肩関節を伸展・内転・内旋方向に誘導すると、後部線維が緊張するため圧痛部位が確認しやすくなる。

棘上筋の伸張テスト

評価姿勢は座位で、肩関節は外転45°の肢位で肩甲骨を固定する。前部線維の伸張テストは、肩関節をさらに外旋30°とした肢位を開始肢位とする。そこから肩関節を内転させ内外転0°まで達しない場合、前部線維の伸張性の低下を疑う（図17-a）。

後部線維の伸張テストは、肩関節を内旋30°とした肢位を開始肢位とする。そこから肩関節を内転させ内外転0°まで達しない場合、後部線維の伸張性の低下を疑う（図17-b）。

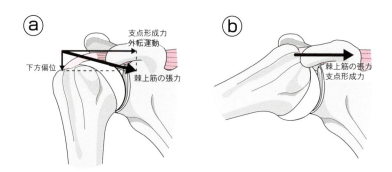

図15: 棘上筋の上腕骨に対する作用
a: 下垂位における棘上筋の作用
b: 挙上位における棘上筋の作用

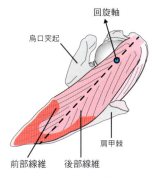

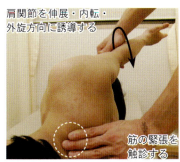
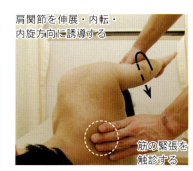

図16: 棘上筋の圧痛評価

a: 前部線維の圧痛の評価は、棘上窩を触診し、さらに上角部付近まで進めていく。肩関節を伸展・内転・外旋方向に誘導すると、前部線維が緊張するため圧痛部位が確認しやすくなる。

b: 後部線維の圧痛の評価は、棘上窩を触診し、さらに肩甲棘の上縁まで進めていく。肩関節を伸展・内転・内旋方向に誘導すると、後部線維が緊張するため圧痛部位が確認しやすくなる。

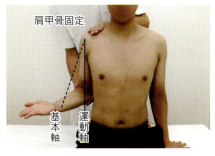
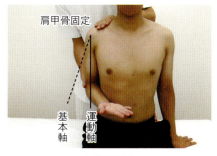

図17: 棘上筋の伸張テスト

肩甲骨の固定は肩関節外転45°で行う。

a: 前部線維の伸張テストは、肩関節をさらに外旋30°とした肢位を開始肢位とする。そこから内外転0°まで達しない場合、前部線維の伸張性の低下を疑う。

b: 後部線維の伸張テストは、肩関節をさらに内旋30°とした肢位を開始肢位とする。そこから内外転0°まで達しない場合、後部線維の伸張性の低下を疑う。

② 棘下筋

棘下筋は上部線維と下部線維とに分けられ、肩甲骨側では棘下窩の上方と下方に付着し、上腕骨側では全て大結節（中面から前面）に付着する。上部線維は第1肢位での内旋で伸張し、外旋で収縮する。下部線維は第2肢位での内旋で伸張し、外旋で収縮する。

棘上筋同様、棘下筋も上方支持組織の癒着を生じさせ、五十肩の疼痛と強く関連している。

棘下筋の圧痛評価

棘下筋の圧痛は、上部線維では肩甲棘下縁付近、下部線維では肩甲骨外側縁に認めることが多い。特に、肩甲上腕関節の後面部では顕著である（図18）。上部線維の圧痛の評価は、肩甲棘の下縁を触診し、肩甲上腕関節まで進めていく。肩関節伸展位で内旋方向に誘導すると、上部線維が緊張するため圧痛部位が確認しやすくなる。下部線維の圧痛の評価は、小円筋の起始部の近位部を触診し、肩甲上腕関節まで進めていく。肩関節外転位で内旋方向に誘導すると下部線維が緊張するため、圧痛部位が確認しやすくなる。

棘下筋の伸張テスト

評価姿勢は背臥位とする。上部線維の伸張テストは、肩関節を屈曲30°とした肢位を開始肢位とし、肩甲骨の固定は肩関節を内・外旋中間位で行う。そこから肩関節を内旋させる。内旋90°まで達しない場合、上部線維の伸張性の低下を疑う（図19-a）。下部線維の伸張テストは、肩関節を外転90°とした肢位を開始肢位とし、肩甲骨の固定は肩関節を内・外旋中間位で行う。そこから肩関節を内旋させる。内旋30°まで達しない場合、下部線維の伸張性の低下を疑う（図19-b）。

③ 小円筋

小円筋は、肩甲骨側では外側縁に付着し、上腕骨側では大結節後面に付着する。棘下筋とともに外旋運動に作用するが、特に第3肢位で小円筋の働きが高まる。また、後方関節包と結合しており、肩関節の外旋運動時には後方関節包の挟み込みを防ぐ重要な機能を担う。

小円筋は、腋窩神経を通過するクアドリラテラルスペース（quadrilateral space: 以下、QLS*）を構成している。そのため、この筋の拘縮は、腋窩神経の絞扼に関与する。三角筋周辺に疼痛がある場合は、まずこの筋の評価および治療を施行し、腋窩神経領域の疼痛との関連を診ると良い。QLSを構成する上腕骨・上腕三頭筋（長頭）・大円筋・小円筋のうち3筋は互いに線維性結合しているため、これらの緊張を複合的に緩和することが重要である。

---

* QLSとは上腕骨外科頚・上腕三頭筋・小円筋・大円筋に囲まれた空隙であり、腋窩神経が走行している。

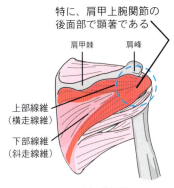

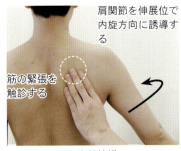
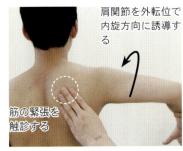

図18: 棘下筋の圧痛評価

a: 上部線維の圧痛の評価は、肩甲棘の下縁を触診し、肩甲上腕関節まで進めていく。肩関節伸展位で内旋方向に誘導すると、上部線維が緊張するため圧痛部位が確認しやすくなる。

b: 下部線維の圧痛の評価は、小円筋の起始部の近位部を触診し、肩甲上腕関節まで進めていく。肩関節外転位で内旋方向に誘導すると、下部線維が緊張するため圧痛部位が確認しやすくなる。

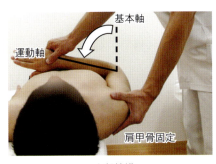
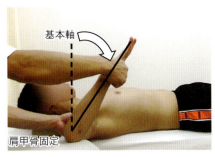

図19: 棘下筋の伸張テスト

a: 上部線維の伸張テストは、肩関節を屈曲30°（本来なら下垂位の方が妥当であるが、内旋すると体幹に衝突するため）とした肢位を開始肢位とし、肩甲骨の固定は肩関節を内・外旋中間位で行う。そこから肩関節を内旋させる。内旋90°まで達しない場合、上部線維の伸張性の低下を疑う。

b: 下部線維の伸張テストは、肩関節を外転90°とした肢位を開始肢位とし、肩甲骨の固定は肩関節を内・外旋中間位で行う。そこから肩関節を内旋させる。内旋30°まで達しない場合、下部線維の伸張性の低下を疑う。

小円筋の圧痛評価

　小円筋の圧痛は、上部筋束、下部筋束ともに全走行にわたって認めることが多い。特に、大結節の付着部付近では顕著である（図20）。また、クアドリエリアに圧痛を認めるケースでは小円筋の圧痛が強い傾向にある。小円筋の圧痛の評価は、肩甲骨外側縁の近位部を触診し、上腕骨大結節まで進めていく。肩関節屈曲位で内旋方向に誘導すると緊張するため、圧痛部位が確認しやすくなる。

小円筋の伸張テスト

　評価姿勢は座位とする。小円筋の伸張テストは、肩関節屈曲90°とした肢位を開始肢位とし、肩甲骨の固定は肩関節を内外旋中間位で行う。そこから肩関節を内旋させる。内旋30°まで達しない場合、小円筋の伸張性の低下を疑う（図21）。

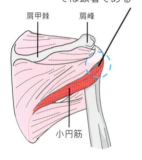

図20: 小円筋の圧痛評価

小円筋の圧痛の評価は、肩甲骨外側縁の近位部を触診し、上腕骨大結節まで進めていく。肩関節屈曲位で内旋方向に誘導すると緊張するため、圧痛部位が確認しやすくなる。

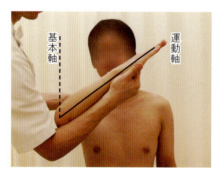

図21: 小円筋の伸張テスト

小円筋の伸張テストは、肩関節は屈曲90°、内外旋中間位を開始肢位とする。そこから肩関節を内旋させる。内旋30°まで達しない場合、小円筋の伸張性の低下を疑う。

④ 肩甲下筋

　肩甲下筋は上部線維と下部線維に分けられ、肩甲骨側では肩甲下窩の上下方に、上腕骨側では全て小結節に付着する。上部線維は第1肢位での外旋で伸張し、内旋で収縮する。下部線維は第2肢位での外旋で伸張し、内旋で収縮する。

　この筋は腱板疎部周辺の拘縮と疼痛とに関与している。この筋の拘縮がある場合、拘縮を改善し第1肢位および第2肢位での外旋可動域を拡大できれば、腱板疎部周辺の疼痛改善の一助になるはずである。上部線維は烏口上腕靱帯と癒着していることが多い。下部線維は筋実質部の含有量が多く、五十肩では短縮しやすい筋肉の1つである。

肩甲下筋の圧痛評価

　肩甲下筋は、肩甲骨外側部や小結節において触診が可能であり、圧痛は上部線維・下部線維ともに肩甲下窩の外側縁（大胸筋の深層部）付近で認めることが多い（図22）。

　上部線維の圧痛の評価は、肩関節を軽度外転位とし、肩甲骨外側縁の最上部線維を触診する。肩関節を内転させ、さらに外旋方向に誘導すると、上部線維が緊張するため圧痛部位が確認しやすくなる。

　下部線維の圧痛の評価は、肩甲骨外側縁（大円筋の内側部）付近を触診する、肩関節を外転位のまま外旋方向に誘導すると、下部線維が緊張するため圧痛部位が確認しやすくなる。

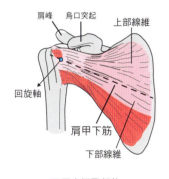
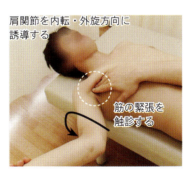
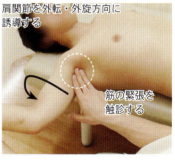

a: 上部線維　　　b: 下部線維

図22: 肩甲下筋の圧痛評価

a: 上部線維の圧痛の評価は、肩関節を軽度外転位とし、肩甲骨外側縁の最上部線維を触診する。肩関節を内転させ、さらに外旋方向に誘導すると、上部線維が緊張するため圧痛部位が確認しやすくなる。
b: 下部線維の圧痛の評価は、肩甲骨外側縁（大円筋の内側部）付近を触診する。肩関節を外転位のまま外旋方向に誘導すると、下部線維が緊張するため圧痛部位が確認しやすくなる。

肩甲下筋の伸張テスト

　評価姿勢は背臥位とする。上部線維の伸張テストは、肩関節を下垂位とした肢位を開始肢位とし、肩甲骨の固定は肩関節を内・外旋中間位で行う。そこから肩関節を外旋させる。外旋60°まで達しない場合、上部線維の伸張性の低下を疑う（図23-a）。

　下部線維の伸張テストは、肩関節を外転90°とした肢位を開始肢位とし、肩甲骨の固定は肩関節を内・外旋中間位で行う。そこから肩関節を外旋させる。外旋90°まで達しない場合、下部線維の伸張性の低下を疑う（図23-b）。

⑤ 大円筋

　大円筋は、肩甲骨側では外側縁から下角に付着し、上腕骨側では小結節稜に付着する。第3肢位での外旋で伸張し、内旋で収縮する。

　この筋は、肩関節の屈曲方向の制限因子になるだけではなく、小円筋や上腕三頭筋長頭とともに伸張性が欠如した中で屈曲を求めていくと、QLSが狭小化し腋窩神経領域に疼痛を引き起こす。小円筋の説明でも述べたように、クアドリエリアを構成する上腕骨・上腕三頭筋（長頭）・大円筋・小円筋のうち3筋は互いに線維性結合しているため、これらの緊張を複合的に緩和することが重要である。

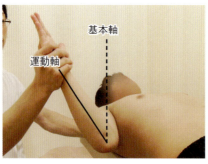 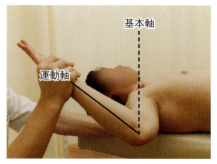

a: 上部線維　　　　　　　　　　　　　　b: 下部線維

図23: 肩甲下筋の伸張テスト

a: 上部線維の伸張テストは、肩関節を下垂位とした肢位を開始肢位とし、肩甲骨の固定は肩関節を内・外旋中間位で行う。そこから肩関節を外旋させる．外旋60°まで達しない場合、上部線維の伸張性の低下を疑う。
b: 下部線維の伸張テストは、肩関節を外転90°とした肢位を開始肢位とし、肩甲骨の固定は肩関節を内・外旋中間位で行う。そこから肩関節を外旋させる。外旋90°まで達しない場合、下部線維の伸張性の低下を疑う。

大円筋の圧痛評価

　大円筋の圧痛は、全長にわたって認めることが多い。特に、下角の付着部付近では顕著である（図24）。

大円筋の伸張テスト

　評価姿勢は座位とする。大円筋の伸張テストは、肩関節屈曲90°とした肢位を開始肢位とし、肩甲骨の固定は肩関節を内外旋中間位で行う。そこから肩関節を外旋させる。外旋80°まで達しない場合、大円筋の伸張性の低下を疑う（図25）。

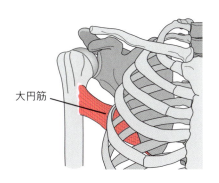

図24: 大円筋の圧痛評価

大円筋の圧痛の評価は、肩甲骨外側縁にある丸い筋束の後方を触診する。肩関節を屈曲位で外旋方向に誘導すると、緊張するため圧痛部位が確認しやすくなる。

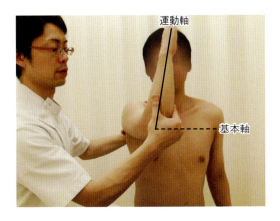

図25: 大円筋の伸張テスト

大円筋の伸張テストは、肩関節は、屈曲90°、内外旋中間位を開始肢位とする。そこから肩関節を外旋させる。外旋80°まで達しない場合、大円筋の伸張性の低下を疑う。

2. 肩甲胸郭関節周辺の筋の機能とその評価

　肩甲胸郭関節に関連する浅層筋は主に肩甲骨を上方回旋し、深層筋は主に肩甲骨を下方回旋させる。このため、浅層筋は肩関節の屈曲や外転運動を、深層筋は肩関節の伸展や内転運動を増大させる。そして、五十肩は肩甲上腕関節を中心に障害を引き起こすため、肩甲胸郭関節を中心とした肩関節の動かし方を患者自身が覚えると、痛みをいくらか回避することができる。つまり、炎症が存在する疼痛期から肩甲胸郭関節の可動域拡大を促すことが大切ということである。

　肩甲胸郭関節を評価する際は、肩鎖関節や胸鎖関節の影響を受けるため、単独での評価が難しい。このため、これらを複合的に評価および観察する方法を用いるとよい。筆者は、肩甲帯周囲を複合的に評価する方法として下記の方法を行っている。この評価は肩甲帯周囲の全体的な硬さをみるときの指標としては有用な方法である。

　評価は側臥位とし、股関節は 90°屈曲位とし、骨盤を固定しながら肩甲骨を下制・内転・後傾・上方回旋させる（図 26）。このとき、肩甲帯が床面まで達しない場合を陽性とする。陽性の場合、まずは筋の伸張性低下を疑い、肩甲挙筋・菱形筋・小胸筋の触診と伸張を行なった上で、詳細に評価することが重要である。

　五十肩は、肩甲上腕関節を中心に障害を引き起こす一方で、肩甲胸郭関節周辺の筋に炎症を引き起こすことは少なく、早期から治療対象として進めていくことができる。以下に、肩甲胸郭関節周辺の筋の機能について説明していく。

　また、肩甲胸郭関節を把握する上で、ランドマークの理解は触診に役立つ。簡単に述べると、耳たぶの裏は第 1 頚椎、首の付け根が第 7 頚椎、のど仏は第 3 頚椎の位置にあたる。このため、耳たぶの裏から首の付け根までの距離を 7 等分すれば、およその頚椎レベルを把握することができる。また、肩甲骨の上角は第 2 胸椎、下角は第 7 胸椎の高さに位置し、頚椎の時と同様に計算すれば、およその胸椎レベルを把握することができる（図 27）。

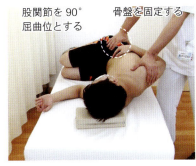
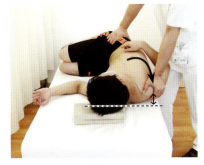

開始肢位　　　　　　　　　　　　評価時

図26: 肩甲帯周囲の評価（評価姿勢：側臥位）

股関節は90°屈曲位とし、骨盤を固定しながら肩甲骨を下制・内転・後傾・上方回旋させる。肩甲帯が床面まで達した場合は陰性とし、達しない場合はその距離を計測する。

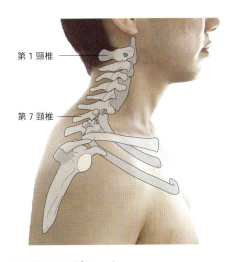
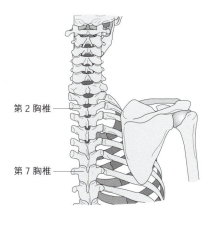

図27: ランドマーク

耳たぶの裏は第1頸椎、首の付け根が第7頸椎、のど仏は第3頸椎の位置にあたる。また、肩甲骨の上角は第2胸椎、下角は第7胸椎の高さに位置している。

1）浅層筋

　肩甲胸郭関節に影響する浅層筋には、僧帽筋と前鋸筋がある。五十肩では、これらの筋を中心として肩関節の運動を遂行しようとするため、筋硬結していることが多い。この要因の1つが姿勢であり、脊椎全体が後弯すると、肩甲骨は外転位となり、僧帽筋の中部線維や下部線維、前鋸筋の筋力は発揮しづらくなる。さらに上肢を挙上すると、正常であれば肩甲骨は下制するが、この姿勢では肩甲骨は挙上する。このため、体幹を回旋する動作や上肢を挙上する動作が困難となる。

① 僧帽筋

　僧帽筋は上部線維、中部線維、下部線維に分けられ、上部線維は脊椎側で頚椎に、肩甲骨側で鎖骨に付着する。中部線維は脊椎側で上位胸椎、肩甲骨側で肩峰から肩甲棘に付着する。下部線維は脊椎側で下位胸椎に、肩甲骨側で肩甲棘三角部に付着する（図28）。

　上部線維は肩甲骨下制と下方回旋で伸張し、中部線維と下部線維は肩甲骨内転・上方回旋で収縮する。

　また、この筋に圧痛所見や伸張性の低下を認めることは非常に少ない。僧帽筋上部線維は肩こり筋として知られているが、筆者はその原因は深層に位置する肩甲挙筋であると考えている。同様に、僧帽筋中部線維の疼痛は、その深層に位置する菱形筋であると考えている。このため、僧帽筋の圧痛評価および伸張テストは割愛している。

② 前鋸筋

　前鋸筋は上部線維と下部線維に分けられ、上部線維は肋骨側では第1・2肋骨、下部線維では第3～9に付着する。

　上部線維は肩甲骨内転と上方回旋で伸張し、外転と下方回旋で収縮する。下部線維は肩甲骨内転と下方回旋で伸張し、外転と上方回旋で収縮する（図29）。前鋸筋は肩甲骨の内転制限に関与する唯一の筋肉であり、この筋肉の伸張性が改善すると、肩関節の外転可動域が増大することが多い。また、ペインフルアーク（painful arc sign）を改善するためにも重要である。

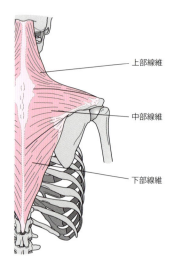

図28：僧帽筋

僧帽筋は上部線維、中部線維、下部線維に分けられ、上部線維は脊椎側で頚椎に、肩甲骨側で鎖骨に付着する。中部線維は脊椎側で上位胸椎、肩甲骨側で肩峰から肩甲棘に付着する。下部線維は脊椎側で下位胸椎に、肩甲骨側で肩甲棘三角部に付着する。

前鋸筋の圧痛評価

　前鋸筋の圧痛は、上部線維で確認できることが多いが、猫背姿勢を呈しやすい五十肩では下部線維も認めることがある。上部線維の圧痛は第1肋骨の付着部で認めやすく、筋肥厚をしているため触診がしやすい（図30）。

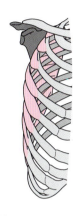
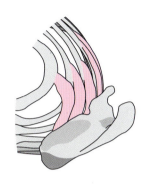

図29: 前鋸筋
前鋸筋は上部線維と下部線維に分けられ、上部線維は肋骨側では第1・2肋骨、下部線維では第3～9肋骨に付着し、肩甲骨側では肋骨面の内側縁に付着する。

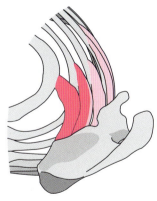
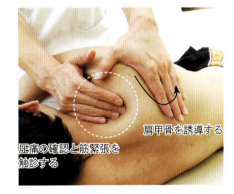

■圧痛好発部位

図30: 前鋸筋の圧痛評価
上部線維の圧痛は、上角から2横指外側のやや腹側に位置する第1肋骨部付近で認めることが多い。筋は肥厚しているため触診は難しくないが、第1肋骨部を触診したまま肩甲骨を内転・上方回旋方向に誘導して行うと、筋の緊張はより簡単に確認できる。

前鋸筋の伸張テスト

評価姿勢は側臥位とする。上部線維の伸張テストは、肩関節を屈曲位とした肢位を開始肢位とし、肩甲骨を上方回旋・内転させる。上部線維に伸張痛を認めた場合、上部線維の伸張性の低下を疑う（図31-a）。下部線維の伸張テストは、肩関節を下垂位とした肢位を開始肢位とし、肩甲骨を下方回旋・内転させる。下部線維に伸張痛を認めた場合、下部線維の伸張性の低下を疑う（図31-b）。

2）深層筋

肩甲胸郭関節に影響する深層筋は、肩甲挙筋、大・小菱形筋、小胸筋がある。これらの筋の伸張性が低下すると、肩甲骨の上方回旋が制限される。このため、肩関節屈曲や外転運動が制限される。

① 肩甲挙筋

肩甲挙筋は肩甲骨側で上角に付着し、頚椎側で第1～4頚椎横突起に付着する（図32）。肩甲骨下制と上方回旋で伸張し、挙上と下方回旋で収縮する。肩甲挙筋は肩甲骨の下制制限に関与する筋肉の1つであり、この筋肉の短縮下で肩関節を挙上すると、肩甲骨も挙上してしまい、肩峰下インピンジメントを引き起こす要因となる。肩こり筋としてもよく知られており、猫背姿勢を呈しやすい五十肩ではこの筋肉の伸張性を改善することが、円滑な治療を実施するための条件となる。

肩甲挙筋の圧痛評価

肩甲挙筋の圧痛は、筋腹全体に渡って確認できることが多いが、特に肩甲骨上角部は筋線維が肥厚し、好発しやすい部位である（図33）。

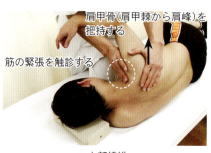 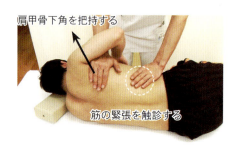

a: 上部線維　　　　　　　　　　　　b: 下部線維

図31: 前鋸筋の伸張テスト

a: 上部線維は、肩関節を屈曲位とした肢位を開始肢位とし、肩甲骨を上方回旋・内転させる。上部線維に伸張痛を認めた場合、上部線維の伸張性の低下を疑う。
b: 下部線維は、肩関節を下垂位とした肢位を開始肢位とし、肩甲骨を下方回旋・内転させる。下部線維に伸張痛を認めた場合、下部線維の伸張性の低下を疑う。

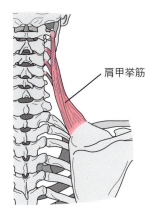

図 32: 肩甲挙筋

肩甲挙筋は肩甲骨側で上角に付着し、頚椎側で第1～4頚椎横突起に付着する。

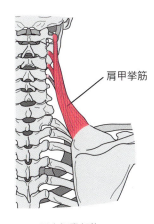

■圧痛好発部位

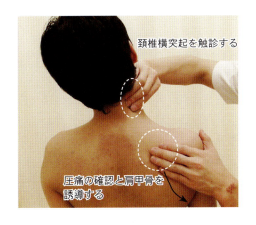

図 33: 肩甲挙筋の圧痛評価

肩甲挙筋の圧痛は、筋腹全体に渡って確認できることが多いが、特に肩甲骨上角部は筋線維が肥厚し、好発しやすい部位である。第1～4頚椎横突起を触診し、圧痛を確認する。肩甲骨上角部を下制・上方回旋方向に誘導すると、緊張が確認できる。

肩甲挙筋の伸張テスト
　評価姿勢は坐位とする。肩甲挙筋の伸張テストは、肩関節を下垂位とした肢位を開始肢位とし、頚椎を対側に側屈し、肩甲骨を上方回旋・下制させる。肩甲挙筋に伸張痛を認めた場合、肩甲挙筋の伸張性の低下を疑う（図34）。

②大・小菱形筋
　大・小菱形筋は肩甲骨側で内側縁に付着し、脊椎側で第7頚椎～第5胸椎棘突起に付着する（図35）。肩甲骨外転と上方回旋で伸張し、内転と下方回旋で収縮する。菱形筋は肩甲骨の外転制限に関与する筋肉の1つである。この筋肉の伸張性が改善すると、肩関節の屈曲可動域や結帯動作が増大することが多い。また、painful arc sign を改善するためにも重要である。

菱形筋の圧痛評価
　菱形筋の圧痛は、筋腹全体に渡り確認できることが多いが、特に肩甲骨内側縁は筋線維が肥厚し、好発しやすい部位である（図36）。

菱形筋の伸張テスト
　評価姿勢は側臥位とする。大菱形筋の伸張テストは、肩関節を屈曲位とした肢位を開始肢位とし、大菱形筋が引き離されるように肩甲骨を上方回旋・外転させる。大菱形筋に伸張痛を認めた場合、大菱形筋の伸張性の低下を疑う。小菱形筋の伸張テストは、肩関節を屈曲位とした肢位を開始肢位とし、小菱形筋が引き離されるように肩甲骨を上方回旋・外転させる。小菱形筋に伸張痛を認めた場合、小菱形筋の伸張性の低下を疑う（図37）。

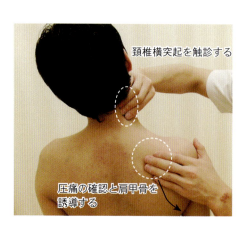

図34: 肩甲挙筋の伸張テスト（評価姿勢：坐位）

肩甲挙筋の伸張テストは、肩関節を下垂位とした肢位を開始肢位とし、頚椎を対側に側屈し、肩甲骨を上方回旋・下制させる。肩甲挙筋に伸張痛を認めた場合、肩甲挙筋の伸張性の低下を疑う。

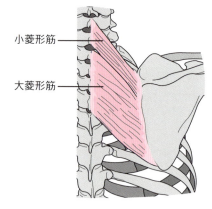

図35: 菱形筋

大・小菱形筋は肩甲骨側で内側縁に付着し、脊椎側で第7頚椎～第5胸椎棘突起に付着する。

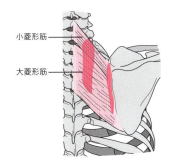

■圧痛好発部位

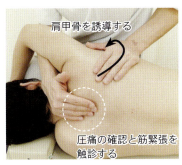

大菱形筋

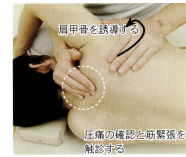

小菱形筋

図36: 菱形筋の圧痛評価

菱形筋の圧痛は、筋腹全体に渡り確認できることが多いが、特に肩甲骨内側縁は筋線維が肥厚し、好発しやすい部位である。菱形筋の圧痛は、大菱形筋や小菱形筋の脊柱側および肩甲骨内側縁で認めることが多い。大菱形筋の圧痛は、肩甲棘三角部より遠位側を触診する。肩甲骨を外転・上方回旋方向に誘導すると、緊張が確認できる。小菱形筋の圧痛は、肩甲棘三角部より近位側を触診する。肩甲骨を外転・上方回旋方向に誘導すると、緊張が確認できる。

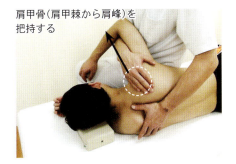

図37: 菱形筋の伸張テスト（評価姿勢：側臥位）

大菱形筋の伸張テストは、肩関節を屈曲位とした肢位を開始肢位とし、大菱形筋が引き離されるように肩甲骨を上方回旋・外転させる。大菱形筋に伸張痛を認めた場合、大菱形筋の伸張性の低下を疑う。

小菱形筋の伸張テストは、肩関節を屈曲位とした肢位を開始肢位とし、小菱形筋が引き離されるように肩甲骨を上方回旋・外転させる。小菱形筋に伸張痛を認めた場合、小菱形筋の伸張性の低下を疑う。

③ 小胸筋

小胸筋は肋骨側で第2〜5肋骨に付着し、肩甲骨側で烏口突起に付着する（図38）。肩甲骨後傾と上方回旋で伸張し、前傾と下方回旋で収縮する。五十肩の治療においては、最初に伸張性や柔軟性が求められるべき筋肉である。むしろ、この筋肉の回復なしに治療を展開していけば、必ず治療が停滞してしまうため、注目すべき筋であると言えよう。また、解剖学的理由により肩甲胸郭のみならず、肩甲上腕関節にも影響するのがこの筋の特徴である。

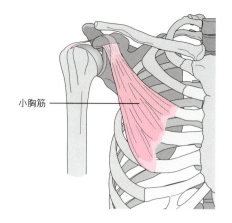

図38: 小胸筋
小胸筋は肋骨側で第2〜5肋骨に付着し、肩甲骨側で烏口突起に付着する。

小胸筋の圧痛評価

小胸筋の圧痛は、筋腹全体に渡って確認できることが多いが、特に烏口突起から遠位2〜3横指は圧痛が強く、腕神経叢も走行しているため、好発しやすい部位である（図39）。

小胸筋の伸張テスト

評価姿勢は座位とする。小胸筋の伸張テストは、肩関節を下垂位とした肢位を開始肢位とし肩甲骨を上方回旋・後傾させるが、同時に、胸椎も同側に回旋を加えることにより伸張性が高まる。小胸筋に伸張痛を認めた場合、小胸筋の伸張性の低下を疑う（図40）。

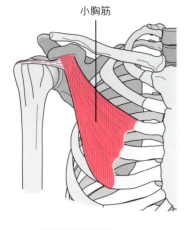
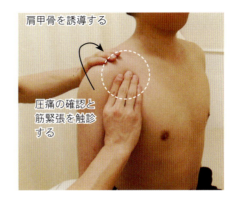

■圧痛好発部位

図39: 小胸筋の圧痛評価

小胸筋の圧痛は、筋腹全体に渡って確認できることが多いが、特に烏口突起から遠位2〜3横指は圧痛が強く、腕神経叢も走行しているため、好発しやすい部位である。小胸筋の圧痛は、烏口突起の遠位部を触診し確認する。肩甲骨を挙上・後傾・上方回旋方向に誘導すると、緊張が確認できる。

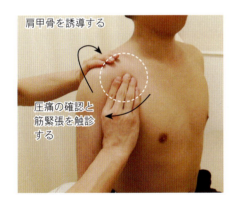

図40: 小胸筋の伸張テスト

小胸筋の伸張テストは、肩関節を下垂位とした肢位を開始肢位とし、肩甲骨を上方回旋・後傾させる。同時に、胸椎も同側に回旋を加えるとより伸張性が高まる。小胸筋に伸張痛を認めた場合、小胸筋の伸張性の低下を疑う。

3. 上腕・肘関節に影響する筋

　五十肩では、肩甲上腕関節や肩甲胸郭関節だけでなく、上腕や肘関節に付着する筋肉も、攣縮や短縮を生じていることが多い（図41）。中心的な拘縮になることは少ないが、決して見逃してはならない筋群と言える。また、肘関節をまたぐ筋肉は、肘関節からの影響を肩関節が負担する形となり、病態を発症することが少なくない。そのため、肩関節のみならず、肘関節への配慮も怠ってはならない。五十肩例の肘関節をよく観察すると、最終域での屈曲や伸展、さらに前腕の回内・外制限を認めることが少なくない。このため、上肢を包括的に評価する姿勢が重要となる。

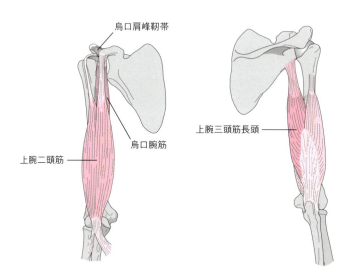

図41：上腕・肘関節に影響する筋
五十肩は、肩甲上腕関節や肩甲胸郭関節以外にも上腕や肘関節に付着する筋肉も攣縮や短縮を生じていることが多い。

① 上腕二頭筋

　上腕二頭筋は肩甲骨側で、長頭は関節上結節に、短頭は烏口突起に付着し、肘関節側で橈骨粗面や前腕屈筋腱膜に付着する。肩関節伸展・肘関節伸展・前腕回内で伸張し、肩関節屈曲・肘関節屈曲・前腕回外で収縮する。長頭は炎症が生じやすく、治療が停滞してしまう筋肉の1つである。筋皮神経支配であることから、この筋肉の疼痛は上腕前面にかけて帯状に認めやすい。短頭は、ケースによっては筋皮神経が直接貫通していることが多く、この筋肉の筋内圧が上昇すると筋皮神経の感覚枝である外側前腕皮神経領域（前腕外側面）に疼痛を認めることがある。

上腕二頭筋の圧痛評価

　上腕二頭筋の圧痛は、筋腹よりも腱レベルで確認できることが多い。長頭は結節間溝を走行する部位で、短頭は烏口突起遠位1～2横指が好発しやすい部位である。特に長頭の圧痛を認めるケースの多くは上腕二頭筋長頭腱炎を有することが多く、治療に難渋しやすい。短頭は圧痛を認めることが少ないが、ここは共同腱であるため、認める場合は烏口腕筋も圧痛を認めるのが特徴である（図42）。

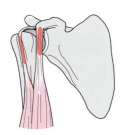

■圧痛好発部位

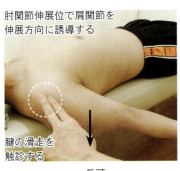

a:長頭

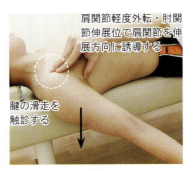

b:短頭

図42: 上腕二頭筋の圧痛評価
a: 長頭の圧痛の評価は、肘関節伸展位で肩関節を伸展方向に誘導させ結節間溝部を触診すると、頭尾側方向に走行する腱をとらえることができるので、そこで圧痛を確認する。
b: 短頭の圧痛の評価は、肩関節軽度外転・肘関節伸展位で肩関節を伸展方向に誘導させ烏口突起の突端を触診すると共同腱をとらえることができるので、表層側に位置するその短頭で圧痛を確認する。

上腕二頭筋の伸張テスト
　評価姿勢は座位とする。長頭の伸張テストは、肩関節を下垂位、内転、外旋位、肘関節を伸展位とした肢位を開始肢位とし、さらに肩関節を伸展させ伸張性が高まっている状態で開始する。長頭に伸張痛を認めた場合、長頭の伸張性の低下を疑う（図 43-a）。短頭の伸張テストは、肩関節を外転 20°、肘関節を伸展位とした肢位を開始肢位とし、さらに肩関節を伸展させると伸張性が高まる。短頭に伸張痛を認めた場合、短頭の伸張性の低下を疑う（図 43-b）。

② 烏口腕筋
　烏口腕筋は肩甲骨側で烏口突起に付着し、上腕骨側で中央の内側面に付着する。肩関節伸展と外転で伸張し、屈曲と内転で収縮する。筋皮神経が烏口腕筋に直接貫通しているため、この筋肉の筋内圧が高ぶると筋皮神経の感覚枝である外側前腕皮神経領域（前腕外側面）に疼痛を認めることがある。

烏口腕筋の圧痛評価
　烏口腕筋の圧痛は、筋腹よりも腱レベルで確認できることが多く、烏口突起遠位 1〜2 横指と筋腹中央部が、好発しやすい部位である（図 44）。水平伸展や結帯動作時において、筋皮神経が通過する筋腹に圧痛があるケースは、前腕外側面に疼痛を認めるが、圧痛を消失させるとこれらの疼痛は回復し、同時に可動域も増大する。

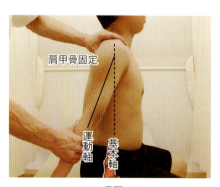 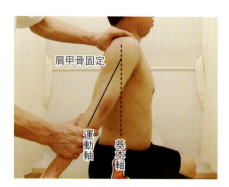

a:長頭　　　　　　　　　　　　　b:短頭

図 43: 上腕二頭筋の伸張テスト

a: 長頭の伸張テストは、肩関節を下垂位、肘関節を伸展位、前腕を回内位とした肢位を開始肢位とし、肩甲骨を固定する。その肢位から、肩関節を伸展させていく。伸展 30°まで達しない場合、長頭の伸張性の低下を疑う。
b: 短頭の伸張テストは、肩関節を外転 20°、肘関節を伸展位とした肢位を開始肢位とし、肩甲骨を固定する。その肢位から、肩関節を伸展させていく。伸展 30°まで達しない場合、短頭の伸張性の低下を疑う。

烏口腕筋の伸張テスト

評価姿勢は背臥位とする。烏口腕筋の伸張テストは、肩関節を外転80°、内旋45°とした肢位を開始肢位とし、さらに肩関節を水平伸展させると伸張性が高まる。烏口腕筋に伸張痛を認めた場合、烏口腕筋の伸張性の低下を疑う（図45）。

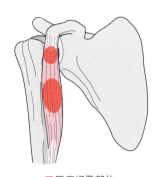
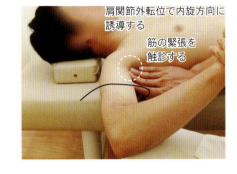

図44: 烏口腕筋の圧痛評価

烏口腕筋の圧痛は、烏口突起付着部と筋腹中央部の筋皮神経が貫通する部位で認めることが多い。評価の際は、上腕二頭筋短頭との共同腱の内側部を触診し、肩関節外転位のまま内旋方向に誘導すると、緊張するため圧痛部位が確認しやすい。

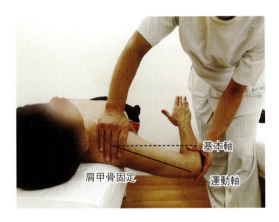

図45: 烏口腕筋の伸張テスト

烏口腕筋の伸張テストは、肩関節を外転80°、内旋45°とした肢位を開始肢位とし、さらに肩関節を水平伸展させると伸張性が高まる。水平伸展30°まで達せず、烏口腕筋に伸張痛を認めた場合、烏口腕筋の伸張性の低下を疑う。

③上腕三頭筋長頭

　上腕三頭筋長頭は肩甲骨側で関節下結節に付着し、肘関節側で肘頭に付着する。肩関節屈曲と肘関節屈曲で伸張し、肩関節伸展と肘関節伸展で収縮する。QLSを構成する3筋は互いに線維性結合しているため、これらの緊張を複合的に緩和することが重要である。

上腕三頭筋長頭の圧痛評価

　上腕三頭筋長頭の圧痛は、関節下結節部付近で確認できることが多い。クアドリエリアを構成する筋肉の1つであるため、その部位でも好発する（図46）。この筋の拘縮は腋窩神経の絞扼に関与するため、三角筋周辺の疼痛がある場合は、まずこの筋の評価および治療を施行し、腋窩神経領域の疼痛との関連を診ると良い。

上腕三頭筋長頭の伸張テスト

　評価姿勢は背臥位とする。上腕三頭筋長頭の伸張テストは、肩関節を下垂位、肘関節を最大屈曲位とした肢位を開始肢位とし、さらに肩関節を屈曲させると伸張性が高まる。上腕三頭筋長頭に伸張痛を認めた場合、上腕三頭筋長頭の伸張性の低下を疑う（図47）。

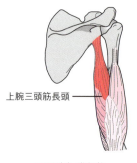

図46: **上腕三頭筋長頭の圧痛評価**
上腕三頭筋長頭の圧痛は、関節下結節付着部と近位部にかけて認めることが多い。上腕三頭筋長頭の圧痛の評価は、関節下結節を触診し、肘関節屈曲位のまま肩関節を屈曲方向に誘導する。すると、腱のレリーフが明瞭になり、圧痛部位も確認しやすくなる。

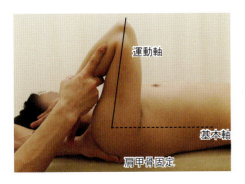

図 47: 上腕三頭筋長頭の伸張テスト

上腕三頭筋長頭の伸張テストは、肩関節下垂位、肘関節最大屈曲位を開始肢位とする。そこから肩関節を屈曲させていく。屈曲 80°まで達しない場合、上腕三頭筋長頭の伸張性の低下を疑う。

まとめ

　五十肩を適切に治療するために、各筋の機能と評価について述べた。疼痛期から拘縮期へと移行していく過程で、拘縮の要因が筋であることは非常に多い。疼痛期においては、炎症による疼痛コントロールと同時に、肩甲帯の可動域拡大を図ることが必要となる。このため、肩甲帯周辺の筋の機能解剖を理解することが重要である。そして、拘縮期においては、炎症が沈静化した後の肩甲上腕関節の拘縮を取り除くための評価と治療技術が求められる。ここでは肩甲上腕関節周辺の筋の圧痛評価と伸張テストを紹介したが、筋の拘縮が攣縮か短縮かを理解して臨床を行うことが、結果につながると考えている。

2

五十肩に影響を与える
筋の機能とその評価

第3章
五十肩の病態について

第3章 五十肩の病態について

1. 五十肩の概念

　五十肩は、男女を問わず 40 ～ 50 代で好発する、肩関節周辺の痛みと可動域制限を認める疾患で、原因は明らかになっていない。定義上、五十肩は 6 カ月～ 2 年以内に自然治癒する疾患とされ、症状が治まることではじめて五十肩が原因だったと診断される。

　つまり、五十肩と診断されても、主治医による様々な検査や臨床経験により「おそらく五十肩であろう」という判断であって、治療の段階では明確に診断することが難しいのが現状である。

　五十肩は老化現象の一つとされ、進行性の疾患であるにも関わらず、自然治癒することが前提とされている変わった疾患でもある。最近では、自身の体を細菌やウイルスと間違えて攻撃してしまう、免疫学的な因子が炎症の発生に関与しているのではないかとも報告されている。さらに糖尿病者は、糖尿病者でない人と比べて発生率がかなり高いことが分かっている。そして、意外にも五十肩は 20 ～ 30 代にも発生することがあるが、年齢が若いほど速やかに回復する傾向にある。

　以下に五十肩の診断に用いる画像所見と理学療法士の所見について、簡単に説明しておく。

1）画像所見

　レントゲンで明らかな異常所見を認めることは少ないが、大結節部の骨硬化や肩峰の骨棘が認められることがある。また、疼痛逃避による猫背姿勢となるため、肩甲骨は下方回旋位、鎖骨は下制した位置で観察されることがある。

　超音波画像診断は肩峰下滑液包、腱板、上腕二頭筋長頭腱などの病態を観察するのに適している。MRI は軟部組織や骨組織の損傷程度を観察するのに適しており、超音波画像診断により観察しにくい肩峰直下や骨の深層の情報まで捉えることができるが、予約が必要なこともあり、リアルタイムな情報を得ることは困難となる。

2）理学所見

　五十肩では、肩関節の可動域、筋緊張、疼痛部位や質（鈍痛や鋭痛など）を検査する。肩関節の可動域検査では、健側と患部を比較することで、制限方向や角度を観察し、そこから硬くなっている組織を考察する。筋緊張の検査では、健側と患部を比較することで、筋出力の弱い方向と程度を観察し、そこから弱化している筋肉を考察する。疼痛部位や質の検査では、圧痛のある組織を考察する。

整形外科医は、画像所見や理学所見から多くの情報を検出し、それぞれの情報をリンクさせることで、関節の動きを妨げている原因、筋力低下を引き起こしている原因、痛みを出している原因を統合と解釈し、疾患の根源を絞り込んでいる。

2. 五十肩の病期分類

五十肩の特徴として、病期により症状が異なるという点が挙げられる。肩関節周辺の組織に急性炎症を認め症状が強い「**疼痛期**」、炎症が軽減してくるが肩関節周辺の組織は硬くなり可動域制限を認める「**拘縮期**」、可動域制限が徐々に緩解しはじめてくる「**緩解期**」がある。多くの五十肩はこれらの時間的経過をたどりながら治癒することになる（**表1**）。

病期	疼痛期	拘縮期	緩解期
期間	1ヶ月以内	1～3ヶ月	3ヶ月以上
炎症性疼痛	強い	軽減	消失
関節可動域	疼痛による関節可動域制限が主	拘縮による関節可動域制限が主	拘縮が軽減し関節可動域が拡大
疼痛状態	安静時痛 夜間痛 運動時痛	安静時痛の軽減 夜間痛は残存 運動時痛	安静時痛改善 夜間痛改善 運動時痛軽減
リスク管理	安静が重要な時期	疼痛コントロール下で関節運動を行う時期	積極的に関節運動を行う時期

表1：五十肩の病期

疼痛期は、炎症により腱板や肩峰下滑液包、上腕二頭筋長頭腱といった肩関節周辺の組織に腫脹が認められ、組織損傷を伴っていることが多々ある。また、関節包にも炎症が波及することがある。このため、無理に肩関節の挙上や回旋運動を行うと、炎症を悪化させる可能性がある。つまり、疼痛期はむやみに関節を動かさずに安静を心掛けることが望まれる。

拘縮期は、腫脹が軽減し損傷した組織が回復する時期となる。この時期は、腱板が癒着しやすく、腱板と肩峰下滑液包の滑走性が失われることが多い。また、関節包が肥厚するのもこの時期である。拘縮期においても、むやみに関節を動かすと炎症が再燃したり、筋の部分断裂が生じたりすることがある。

3

五十肩の病態について

緩解期は、関節可動域制限が徐々に改善してくる時期となる。損傷した組織が修復される時期（元通りになるわけではない）であるため、腱板や肩峰下滑液包の滑り、関節包の広がりが本来の機能を取り戻す。肩関節運動において疼痛を伴うことが多いが、安静時痛はほぼ消失する。

3. 五十肩の病態機序

　五十肩の病態機序は未だによくわかっていない。老化説、免疫説、侵害刺激説、血行障害説など様々なことが報告されている。様々な説が複雑に絡み合った病態であるが、実際に五十肩は、肩関節周辺の組織の退行変性が確認でき、病態改善は時間を要する。そして、多くのケースで共通するのは、肩関節の前上方にある組織の損傷および第2肩関節の障害である。

　五十肩で変化が生じる肩関節周辺組織については、近年のMRIや超音波画像解析装置の進歩により、以前よりも詳細な情報が得られるようになってきた。その結果、五十肩の発症や進行には、腱板の損傷や微小断裂も少なからず影響していることが分かってきた（図1）。

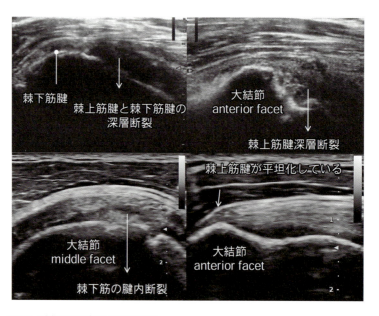

図1：腱板の損傷や微小断裂
五十肩の発症や進行には、腱板の損傷や微小断裂などによる影響も、少なからず関与している。

また関節周辺の滑膜組織にはほぼ全例で炎症を生じ、滑膜炎が肩峰下滑液包・腱板・腱板疎部・上腕二頭筋長頭腱などに波及すると（図2）、自発痛、疼痛性運動障害、夜間痛発症の引き金となる。このことから、五十肩では肩峰下滑液包・腱板・腱板疎部などの上方支持組織に癒着・瘢痕化を伴いやすく、その一方で、疼痛を感知する侵害受容器は、肩峰下滑液包・腱板・腱板疎部の関節近傍において豊富に存在することに留意する。これらを総合的に鑑みると、主に上方支持組織の炎症・癒着・瘢痕化を基盤として発症するということができる。

　このようなことから、五十肩の病態は、肩関節の前上方にある組織の損傷・癒着・瘢痕化および第2肩関節の活動を中心とする機能障害と考えると、臨床的に捉えやすい。また、この2つの病態には、肩甲胸郭関節・体幹の肢位や可動性などの肩甲上腕関節の補足機能の障害が助長因子となる。このため、以下に「肩関節の前上方にある組織の損傷」と「第2肩関節の障害」「肩甲胸郭関節・体幹機能（肢位や可動性）」に分け、その病態と病期について説明する。

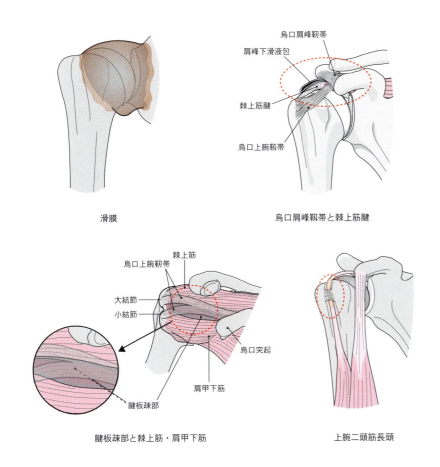

図2: 急性期の炎症部位
ほぼ全例に関節周辺の滑膜組織に炎症を生じる。さらに肩峰下滑液包、腱板、腱板疎部、上腕二頭筋長頭腱などの組織にも炎症が波及することがある。

1）肩関節の前上方の組織の損傷の病態と病期

　肩関節の前上方部の組織（腱板疎部や上腕二頭筋長頭腱など）は、上腕骨頭が押し出されることで物理的な刺激を受ける。その刺激が日常生活の中で幾度となく続くと、組織の損傷が起こる。この組織の損傷により炎症を起こすと疼痛期へと移行する。炎症の影響により深層の筋肉は攣縮するため、関節可動域は制限される。これは、関節そのものが硬くなったわけではないため、本来の関節可動域は保たれている。この時期は、日常生活の中で安静位をうまく取り入れていくことで（ポジショニングなどで）、炎症の緩解を図る必要がある。こうした疼痛期を乗り越えると、拘縮期となる。

　拘縮期では、肉芽組織といった組織同士を接着させる組織が出現し、損傷した組織の周辺が癒着や瘢痕化を形成することで組織が修復する。この癒着の範囲に応じて、五十肩の痛みや拘縮の期間が決定される。

　基本的に肉芽組織は、壊れた組織と正常な組織を巻き込みながら一塊状となり、癒着や瘢痕化する。この時、もともと柔軟性のある腱板疎部が癒着・瘢痕化すると、疼痛や拘縮が頑固なものとなる。同時に、炎症により腫れていた関節包は、この時期では肥厚化してくるため、肩関節の拘縮はより助長されることになる（図3）。

　このように変化した組織は、伸張刺激や滑走刺激を受けることで本来の機能を取り戻し始め、また、免疫や血行障害が経過とともに回復してくると、緩解期へ分岐する（移行期）。

　緩解期では、肉芽組織が成熟することで組織が修復するため、癒着や瘢痕化していた前上方の組織（腱板疎部・上腕二頭筋長頭腱など）が適切に伸張され、組織間での滑走性も改善してくる。また、肥厚していた関節包は本来の形態や形状へと徐々に回復し、これまで停滞していた肩関節の可動域も少しずつ拡がり始める。

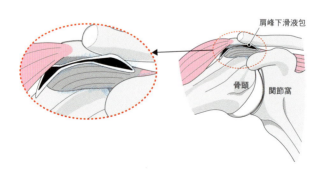

図3: 上方支持組織に癒着・瘢痕化
肩峰下滑液包、腱板、腱板疎部など上方支持組織に癒着・瘢痕化を呈することが多い。

2）第2肩関節の障害の病態および病期

　第1章で述べたように、肩関節の挙上運動において、大結節は烏口肩峰アーチの下をくぐる。この時、肩関節後下方の組織が適切に伸びずに、上腕骨頭を前上方に押し出してしまうと、大結節は烏口肩峰アーチに押し付けられて摩擦を引き起こす。この結果、大結節と烏口肩峰アーチの間にある肩峰下滑液包や腱板が損傷する。これが繰り返されると摩擦に伴うクリック音を認めるようになり、やがて強い痛みを伴う形となる（図4）。

　このように、第2肩関節の障害に起因する疼痛期へと移行し、第2肩関節の炎症が肩峰下滑液包や腱板を中心に発生する。また、疼痛は顕著であり、肩関節の挙上は制限され、ケースによっては夜間痛が出現し睡眠障害が生じる。これらの炎症が沈静化すると拘縮期へと移行するが、肩関節の安静が適切に取れていない場合は、炎症がくすぶったまま疼痛期が長く続くことになる。

　拘縮期では、肩峰下滑液包や腱板に肉芽組織が侵入し、癒着や瘢痕化が形成された結果、結帯動作を中心に特に回旋可動域が制限される。また、夜間痛はこの時期も引き続き認められ、睡眠障害による精神的ストレスも増大しやすくなる。肩峰下滑液包や腱板の組織が修復し始めると、緩解期へ移行する。

　緩解期では、癒着や瘢痕化した組織が修復され、肩峰下滑液包や腱板の滑走が改善する結果、腱板と烏口肩峰アーチ間の動きが改善する。肩関節の可動域は少しずつ拡大し疼痛も改善してくるが、関節可動の最終域までは拡大しないことがある。

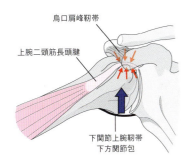

図4: 第2肩関節の障害の病態と病期

肩関節挙上時に後下方の組織に拘縮があると、上腕骨頭は前上方に偏位しやすくなり、大結節が肩峰下でインピンジメントを生じるようになる。この結果、肩峰下滑液包や腱板が損傷する。

3) 肩甲胸郭関節・体幹機能低下の病態と病期

　日常生活の中で上腕骨頭が押し出され、肩関節の前上方部の組織が幾度となく刺激を受けるケースでは、胸椎が後弯し肩甲骨が外転・下方回旋位となることが多い（図5）。

　加齢に伴う姿勢変化はもちろん、作業姿勢なども影響し、脊柱の生理的前弯が失われる。胸椎の後弯が強まると、肩甲骨は自然と外転・下方回旋位となる。この姿勢が定着すると、肩甲上腕リズムが崩れ、肩関節を挙上すると前上方部の組織に刺激が加わってしまう。

　疼痛期においては、炎症を起こした上方支持組織の刺激を抑えるため疼痛回避姿勢として、胸椎後弯と肩甲骨の外転・下方回旋位をとりやすい。拘縮期には疼痛期で定着した姿勢により前胸部は拘縮し、さらに癒着・瘢痕化した上方支持組織を弛めるため、ますますこの姿勢が定着し、脊柱の生理的前弯と肩甲胸郭関節の可動域低下は助長する。

　緩解期においては、肩関節の可動域は拡大するが、肩甲胸郭関節の機能改善が不十分な場合は、可動域の最終域までは拡大しないこともある。

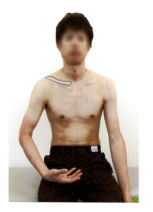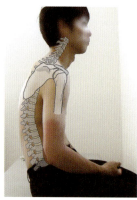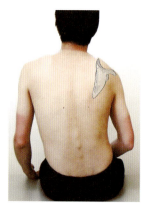

図5: 五十肩の症例の姿勢
五十肩を発症する症例では、胸椎が後弯し、肩甲骨が外転・下方回旋位となっていることが多い。

4. 五十肩の治療の考え方

1）運動療法の考え方

以上のことから、本疾患においては、病期に応じた炎症の沈静化や除痛を図ることが必要となる。つまり、上方支持組織に生じた癒着・瘢痕化を確実に評価し、拘縮を回復させるスキルが極めて重要となる。

また、前胸部の拘縮や肩甲骨のマルアライメントなどを有すると、癒着・瘢痕化した上方支持組織に侵害刺激を加える要因となるため、上方支持組織の局所的な治療に加え、肩関節の機能全体を考慮した治療を併行して行っていくことも重要である。

上記を満たすための運動療法には、筋肉をリラックスさせるリラクセーションやマッサージ、組織を伸張するストレッチング、関節の動きをよくする関節包内運動、硬くなった筋膜をほぐす筋膜リリースなどがある。4章以降では病期に応じた運動療法を紹介していく。

2）その他の治療法

整形外科医は、五十肩の病期や病態を絞り込み、最も有効となる治療法を選択する。この治療法には、注射療法、薬物療法、物理療法などがある。

注射療法には、炎症を抑えるステロイド注射（水溶性副腎皮質ホルモン）、局所麻酔により疼痛を除去するキシロカイン注射、潤滑油を入れて関節の滑走性を改善するヒアルロン酸ナトリウム注射などがある。

薬物療法には、炎症や外傷などの侵害刺激による疼痛を緩和させる薬や湿布などがある。

物理療法には、温めて血行をよくする温熱療法や光線療法、筋肉の硬結や緊張を改善させる電気療法などがある。

まとめ

五十肩は老化現象の一つとされており、進行性の疾患であるにも関わらず、自然治癒することが前提とされている疾患である。確かに自然治癒の経過を辿る例は多いが、根強い疼痛や拘縮を残す例は決して少なくない。実際に何年も疼痛と拘縮を有して来院してくる症例も稀ではない。よって、我々五十肩に関わる医療人には、発症から症状が寛解するまでの過程をスムーズに移行させ、疼痛や拘縮を残す症例を最小限に食い留めることが求められる。また、疼痛や拘縮を生じた症例に対しては、その原因を的確に評価し改善させる治療技術を身に付けることが求められる。

五十肩の病期は、疼痛期、拘縮期、緩解期の3つの経過をたどりながら治癒すると言われている。五十肩の病態機序は未だに解明されていないが、多くのケースで共通する点は、肩関節の前上方にある組織の損傷や第2肩関節の障害を認めること

である。このため、五十肩の病期と病態を考察し、評価を行いながら治療戦略を組み立てることが良好な結果につながるのである。この書籍では、このあとの 4 〜 6 章で、病期ごとの治療の考え方と運動療法の実際について詳しく説明していく。

第4章
疼痛期における治療の考え方と運動療法の実際

第4章 疼痛期における治療の考え方と運動療法の実際

　五十肩の初期症状は、肩関節周辺にみられる疼痛である。多くの症例で、打撲などの明らかな原因がないまま突然発症し、時間の経過と共に緩解すると思いながら様子をみていたが、疼痛は変わらないままであるというエピソードを聴く。

　この時期の肩関節運動に伴う疼痛は数秒ほど持続し、痛みにうずくまるような現象もしばしばみられる。また、安静時痛や夜間痛も生じ、夜間痛においては「耐えがたい痛み」によって覚醒することもある。これらの疼痛は、肩関節周辺の軟部組織（筋肉や腱、靭帯、滑膜など）に炎症が発症したことや、肩関節内圧が高まることが原因とされている。つまり、疼痛期は組織に炎症が生じている時期であるため、炎症を助長するような刺激を加えてしまうと症状は悪化するということを周知しておかなくてはならない。

　症例によってはこの炎症が治まるまでに長い期間を要することもある。このため疼痛期では、疼痛が生じる動作や姿勢を避けることを最優先して行う必要があり、積極的な関節運動は禁忌とされている。安静を保つことが大切となり、その説明責任をしっかりと果たすことが肝要となる。ちなみに、この安静とは全く動かさないという意味ではなく、「炎症を助長するような刺激を与えない期間を設ける」ということである。そして、適切なアドバイスや処置により、炎症は少しずつ緩和していく。

　疼痛期においては、安静を保つことが大切だが、具体的な安静の保ち方を伝えることが重要である。また、日常生活において、肩関節を全く使わずにいることは現実的に不可能であり、過度な安静は、肩関節周辺の組織の柔軟性を低下させ、関節可動域制限を助長しかねない。そこで、この章では疼痛期における治療の考え方と運動療法の実際を紹介していく。

1. 疼痛期における治療の目的

　疼痛期では炎症を速やかに治めることが治療の目的であり、疼痛が誘発される動作は全て避け、患部の安静を保つことが大切となる。このため、疼痛が誘発される動作や姿勢などを理解する必要がある。そして、肩の安静を保ちながら肩甲胸郭関節の適度な関節運動を行うことで、関節可動域制限を助長しないことが理想的である。

2. 疼痛期に対する対応

疼痛期から拘縮期へ移行する時期で大切なことは、患者自身が痛みについてよく理解することであり、これが症状回復の第一歩となる。つまり、我々が病期や病態について患者に説明し、気付きを与えることが重要であると考えている。

肩関節周辺の軟部組織に炎症が生じると、障害部位だけではなく脳や脊髄にもその情報が伝達され、痛みの閾値が低下し、正常であれば反応しない刺激でさえ痛みを自覚する（中枢性感作）こともある。また、肩関節周辺に炎症が生じると、脊髄反射によって肩関節周囲の筋緊張が高くなり、筋攣縮を引き起こす。筋攣縮に対しては、血管の虚血状態の改善（第2章参照）を図る体操やマッサージで一時的に改善する。しかし、筋攣縮は炎症による脊髄反射により引き起こされるため、炎症自体が沈静化しない限り筋攣縮の解決にはつながらない。

さらに、炎症は同時に関節内圧を陽圧化し、肩関節を不安定にさせる。そのため安静時痛を引き起こし、さらに筋攣縮を生じさせるため、肩関節運動の初動や素早い動きに対しては筋肉が反応できず疼痛を伴いやすい。よって、この時期における肩関節の使い方としては、ゆっくり動かすことが原則となる。

3. 疼痛期における注射療法や薬物療法の効能

肩関節周辺組織の炎症は、画像所見（第3章参照）や理学所見（第3章参照）により、病態が判明することが多い。そして、この時期は注射療法や薬物療法による疼痛コントロールが最も重要となる。

1）注射療法

注射液には、炎症抑制作用のステロイドや疼痛緩和作用のキシロカインなどの混合液、または潤滑油であるヒアルロン酸が存在する。疼痛期は炎症期であるためステロイド注射が最も効果的ではあるが、ステロイド注射の多用には、骨や軟骨の破壊や筋肉や腱の軟部組織の変性化といった副作用もある。このため、もし目の前の患者がステロイド注射を処方されていた場合は、その効果を聴取しておく必要がある。この場合の効果とは疼痛の軽減度合いや、持続時間、疼痛変化部位などのことである。これらの情報は理学療法の方針を決める上でとても重要である。なお、注射当日の入浴や、注射部位を手で触れたりマッサージしたりすることにより、感染の危険性が高まるため注意が必要である。

2）薬物療法

薬物療法には、非ステロイド性抗炎症薬（以下、NSAIDs）が多く使用される。NSAIDsを使用することで一時的に疼痛は緩解するが、無理して肩関節を動かすことは禁忌である。こうした症例に対しては炎症についての説明をしっかりと行い、

肩関節に負担をかけない日常生活動作を指導することが大切である。NSAIDs の副作用には、消化器障害や腎障害、気管支喘息などがある。また、貼付薬は皮膚過敏症や光線過敏症などアレルギーのある方にとっては注意が必要になる。

4. 疼痛期における理学療法の考え方

　疼痛期における関節可動域制限の原因は、炎症による疼痛や筋攣縮、浮腫、関節内圧の陽圧化が挙げられる。これに対しては、疼痛コントロールのための注射・薬物療法と、肩関節に負担をかけない日常生活動作指導が大切であることは説明した。それに加えて、脊髄反射による筋緊張は肩甲上腕関節に付着する筋肉だけでなく、肩甲胸郭関節にも影響を及ぼす。

　五十肩において肩甲胸郭関節は炎症をほとんど引き起こすことがないため、肩甲胸郭関節の可動域拡大は疼痛期の段階から行っていくことが望ましい。つまり、肩甲上腕関節を保護しつつ、肩甲胸郭関節を動かすことで、結果的に肩関節にかかる負担を減らすことを目的に理学療法を行うのである。同時に、肩甲骨を中心とした肩関節の使い方を指導していくことがポイントになる。

5. 疼痛期に心掛けたい日常生活動作

　姿勢変化に応じて、肩関節にはあらゆる力が作用する。例えば、座位や立位では重力の作用によって肩が懸垂され、肩関節周辺の軟部組織には伸張ストレスが生じることになる。

　炎症を伴っている疼痛期では、この伸張ストレスだけで疼痛を伴う症例が存在する。この場合、肩が懸垂されないように三角巾などで肩を保護するなどの対応も必要になる。しかし、生活環境上難しいという場合も少なくない。こうした場合は、家庭内にいる時だけでも行うようなアドバイスをする必要がある。

　また、疼痛が就寝時に発生することがあり、これは肩甲上腕関節がどの肢位になっているのかを観察するとよい。例えば、肩甲骨が外転・下方回旋となった姿勢のまま背臥位になると肩関節は過伸展位し、患側を下にした側臥位になると肩関節は過内転位する。肩関節が過伸展や過内転位になると、棘上筋や肩峰下滑液包といった上方支持組織は伸張刺激され、炎症したこの部位に過剰なストレスを加えることになる。夜間痛の多くがこうしたメカニズムで起こるため、患側の肩関節から腕の下に枕やクッションを敷いて、過伸展や過内転位をブロックする対応が求められる（図1）。

　疼痛期において、炎症を助長させる肩関節の運動は内旋位からの外転運動である。この運動は大結節と烏口肩峰アーチが最も接近し、その間にある棘上筋腱や肩峰下滑液包を挟み込むのである。日常生活動作では、洗濯物を干す時や服を脱ぐ時

にこの運動が強いられることがある。また、肩関節を内旋位から伸展運動すると、棘上筋などの腱板が烏口肩峰アーチと衝突するため、この動作も注意が必要となる。日常生活動作においては、シートベルトをする時やブラジャーの脱着時にこの運動が強いられることがある。

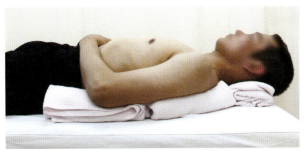

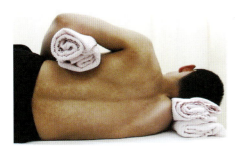
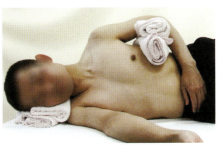

図1：夜間痛の対応
夜間痛の多くが肩関節の伸展や内転位を伴うため、患側の肩関節から腕の下に枕やクッションを敷いて、伸展や内転位をブロックする対応が必要となる。

6. 疼痛期における運動療法

　炎症を伴う疼痛期は、関節内圧が陽圧化し、筋攣縮や浮腫などを引き起こす。このため、この時期の運動療法は関節内圧を減圧し、一時的に循環を良くさせつつ、肩甲胸郭関節を動かすことで、結果的に肩関節にかかる負担を減らすことが目的となる。以下に、具体的な方法を紹介する。

1）リラクセーション

　a. 棘上筋

　筋腹を軽く圧迫し、それぞれの線維に対して筋腱移行部をゆっくりと引き離すことで、Ib 抑制を加える（図2）。

　b. 棘下筋

　筋腹を軽く圧迫し、それぞれの線維に対して筋腱移行部をゆっくりと引き離すことで、Ib 抑制を加える。（図3）

　c. 小円筋

　筋腹を軽く圧迫し、それぞれの線維に対して筋腱移行部をゆっくりと引き離すことで、Ib 抑制を加える（図4）。

　d. 肩甲下筋

　筋腹を軽く圧迫し、それぞれの線維に対して筋腱移行部をゆっくりと引き離すことで、Ib 抑制を加える（図5）。

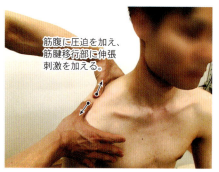 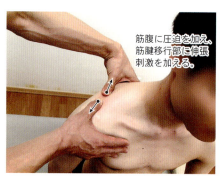

前部線維　　　　　　　　　　　　後部線維

図2: 棘上筋のリラクセーション

棘上筋の表層には僧帽筋上部線維が位置するため、深層の棘上筋まで達するようゆっくりと圧を加える。棘上筋の前部線維、後部線維の筋腱移行部に軽く圧迫を加えリラクセーションする。

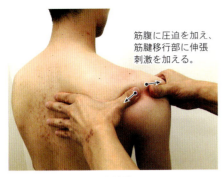
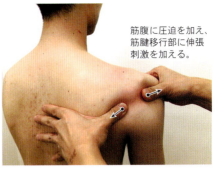

上部線維 / 下部線維

図3: 棘下筋のリラクセーション
棘下筋の表層には三角筋後部線維が位置するため、深層の棘下筋まで達するようゆっくりと圧を加える。棘下筋の上部線維、下部線維の筋腱移行部に軽く圧迫を加えリラクセーションする。

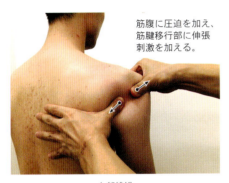

上部線維 / 下部線維

図4: 小円筋のリラクセーション
小円筋の表層には三角筋後部線維が位置するため、深層の小円筋まで達するようゆっくりと圧を加える。小円筋の上部線維、下部線維の筋腱移行部に軽く圧迫を加えリラクセーションする。

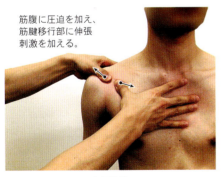
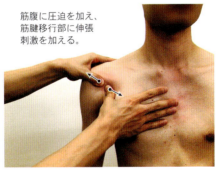

上部線維 / 下部線維

図5: 肩甲下筋のリラクセーション
肩甲下筋の表層には三角筋前部線維（大胸筋鎖骨部線維）が位置するため、深層の肩甲下筋まで達するようゆっくりと圧を加える。肩甲下筋の上部線維、下部線維の筋腱移行部に軽く圧迫を加えリラクセーションする。

e. 大円筋

筋腹を軽く圧迫し、線維に対して筋腱移行部をゆっくりと引き離すことで、Ib抑制を加える（図6）。

f. 上腕二頭筋

筋腹を軽く圧迫し、それぞれの線維に対して筋腱移行部をゆっくりと引き離すことで、Ib抑制を加える（図7）。

g. 烏口腕筋

筋腹を軽く圧迫し、線維に対して筋腱移行部をゆっくりと引き離すことで、Ib抑制を加える（図8）。

h. 上腕三頭筋長頭

筋腹を軽く圧迫し、線維に対して筋腱移行部をゆっくりと引き離すことで、Ib抑制を加える（図9）。

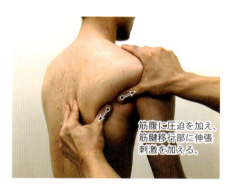

図6: 大円筋のリラクセーション

大円筋の表層には広背筋が位置するため、深層の大円筋まで達するようゆっくりと圧を加える。大円筋の筋腱移行部に軽く圧迫を加えリラクセーションする。

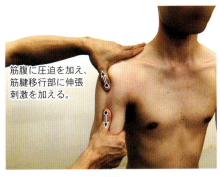
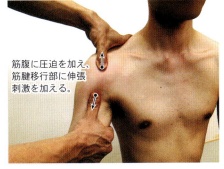

長頭　　　　　　　　　　　短頭

図7: 上腕二頭筋のリラクセーション
上腕二頭筋の表層には三角筋前部線維（大胸筋鎖骨部線維）が位置するため、ゆっくりと圧を加え、上腕二頭筋の長頭、短頭の筋腱移行部に軽く圧迫を加えリラクセーションする。

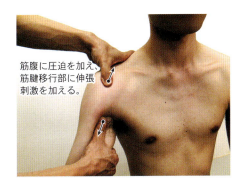

図8: 烏口腕筋のリラクセーション
烏口腕筋の表層には三角筋前部線維（大胸筋鎖骨部線維）が位置するため、ゆっくりと圧を加え、烏口腕筋の筋腱移行部に軽く圧迫を加えリラクセーションする。

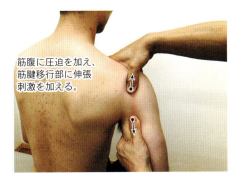

図9: 上腕三頭筋長頭のリラクセーション
上腕三頭筋長頭の表層には三角筋後部線維が位置するため、ゆっくりと圧を加え、上腕三頭筋長頭の筋腱移行部に軽く圧迫を加えリラクセーションする。

2）肩甲胸郭関節のストレッチング

a. 前鋸筋

肩甲骨を上方回旋位から内転すると上部線維、下方回旋位から内転すると下部線維が伸張させることができる（図10）。

b. 菱形筋

それぞれの線維に対して肩甲骨を上方回旋位から外転すると伸張させることができる（図11）。

c. 肩甲挙筋

肩甲骨を上方回旋位から下制すると伸張させることができる（図12）。

d. 小胸筋

肩甲骨を上方回旋位から後傾すると伸張させることができる（図13）。

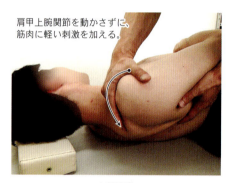 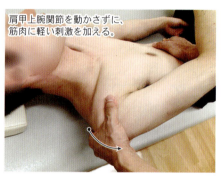

上部線維　　　　　　　　　　　　　下部線維

図10: 前鋸筋のストレッチング

前鋸筋は肩甲骨を上方回旋位から内転すると上部線維が、下方回旋位から内転すると下部線維が伸張できる。このとき、肩甲上腕関節を動かさずに前鋸筋を伸張することがポイントになる。

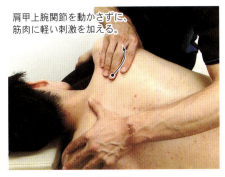
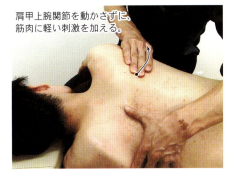

大菱形筋　　　　　　　　　　　小菱形筋

図11: 菱形筋のストレッチング
大菱形筋も小菱形筋も肩甲骨を上方回旋位から外転すると伸張できる。このとき、肩甲上腕関節を動かさずに菱形筋を伸張することがポイントになる。

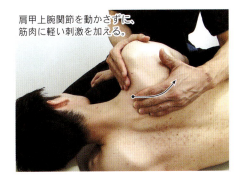

図12: 肩甲挙筋のストレッチング
肩甲挙筋は肩甲骨を上方回旋位から下制すると伸張できる。このとき、肩甲上腕関節を動かさずに肩甲挙筋を伸張することがポイントになる。

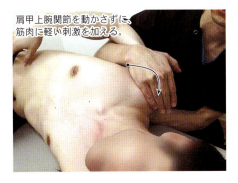

図13: 小胸筋のストレッチング
小胸筋は肩甲骨を上方回旋位から後傾すると伸張できる。このとき、肩甲上腕関節を動かさずに小胸筋を伸張することがポイントになる。

7. ホームエクササイズ

　疼痛期のホームエクササイズ指導も運動療法同様、肩甲上腕関節周辺の筋肉のリラクセーション方法および肩甲胸郭関節周辺の筋肉のストレッチング方法が大切である。同時に、肩甲胸郭関節を中心とした肩関節運動の方法も指導するとより効果的となる。指導の際は、誤った方法や疼痛を無視した運動は炎症が助長されるため、疼痛のない範囲で心地よい刺激で行うよう必ず伝える。

　また、ホームエクササイズ実施後には、関節内圧が減圧されているかどうかを患者自身が効果判定できないといけない。「肩周りが軽くなり、肩関節を動かしやすい」という自覚症状は、関節内圧を減圧することにより一時的に循環が良くなるためと考えられ、これは効果判定の目安となる。

　以下に、リラクセーションとストレッチの実施方法を紹介する。

1）リラクセーション
　① 牽引によるリラクセーション
　　(1) 患側の腕の力を抜く。
　　　　力がうまく抜けない場合は、深呼吸を数回行う。

　　(2) 健側の手で患側の上腕を下記のa〜cに準じて引っ張る（図14）。
　　　　最初は3秒くらい牽引し、その後、ゆっくりと戻す。
　　　　牽引時間は徐々に増やしていくのが望ましい。
　　　　肩が軽くなってきたら、肩関節の角度を徐々に挙げていき、その位置で同じように行う。
　　　　a. 肩甲骨面上に45°肩関節を挙げた位置から上腕の長軸に沿って牽引する。
　　　　b. 肩関節を屈曲45°にした位置から前方に上腕の長軸に沿って牽引する。
　　　　c. 肩関節を外転45°にした位置から外側に上腕の長軸に沿って牽引する。

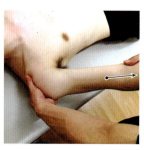 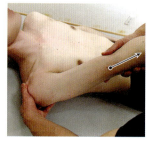 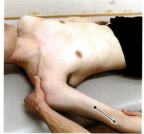

　　　a：肩甲骨面上の牽引　　　b：屈曲45°の前方牽引　　　c：外転45°の外側牽引

図14: 牽引によるリラクセーション
a. 肩甲骨面上に45°肩関節を挙げた位置からゆっくりと牽引する。
b. 肩関節を屈曲45°にした位置から前方に向かってゆっくりと牽引する。
c. 肩関節を外転45°にした位置から外側に向かってゆっくりと牽引する。

② テニスボールを用いた筋肉のリラクセーション

　筋緊張は関節運動の阻害因子となり、肩関節周辺にだるさや重圧感として認識される。この筋緊張に対して、テニスボールを用いて筋肉に心地よい圧迫を加え、リラクセーション効果を期待する方法を下記に紹介する。

　このリラクセーションは、筋に圧迫を加えても不快な痛みが認められなくなるまで行うとよい。テニスボールは最初、筋肉の線維方向に沿って転がし、その後小さな円を描くように転がす。そして最終的には大きな円を描くように転がすとよい。

a. 棘上筋
それぞれの線維に対して健側の手で持ったテニスボールを棘上筋に加える（図15）。

b. 棘下筋
それぞれの線維に対して壁を背にしてテニスボールを棘下筋に加える（図16）。

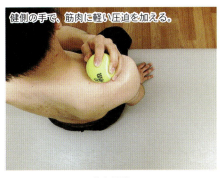

前部線維　　　　　　　　　　　　後部線維

図15: テニスボールを用いた棘上筋のリラクセーション
それぞれの線維に対して健側の手で持ったテニスボールを用いて軽い圧迫を加える。

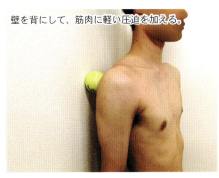 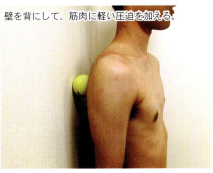

上部線維　　　　　　　　　　　　下部線維

図16: テニスボールを用いた棘下筋のリラクセーション
それぞれの線維に対して壁を背にしたテニスボールを用いて軽い圧迫を加える。

c. 肩甲下筋

それぞれの線維に対して健側の手で持ったテニスボールを肩甲下筋に加える（図17）。

d. 小円筋

それぞれの線維に対して壁を背にしてテニスボールを小円筋に加える（図18）。

e. 大円筋

健側の手で持ったテニスボールを大円筋に加える（図19）。

f. 上腕二頭筋

それぞれの線維に対して健側の手で持ったテニスボールを上腕二頭筋に加える（図20）。

g. 烏口腕筋

健側の手で持ったテニスボールを烏口腕筋に加える（図21）。

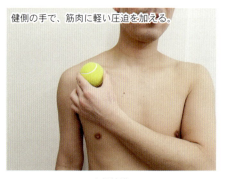 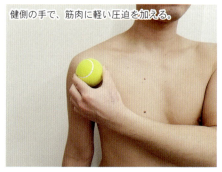

上部線維　　　　　　　　　　　下部線維

図17: テニスボールを用いた肩甲下筋のリラクセーション
それぞれの線維に対して健側の手で持ったテニスボールを用いて軽い圧迫を加える。

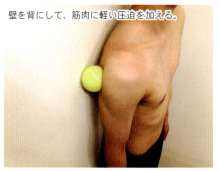 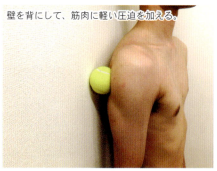

上部線維　　　　　　　　　　　下部線維

図18: テニスボールを用いた小円筋のリラクセーション
それぞれの線維に対して壁を背にしたテニスボールを用いて軽い圧迫を加える。

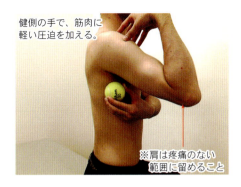

図19: テニスボールを用いた大円筋のリラクセーション
大円筋に対して健側の手で持ったテニスボールを
用いて軽い圧迫を加える。

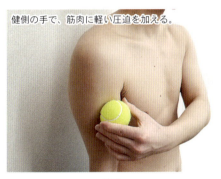 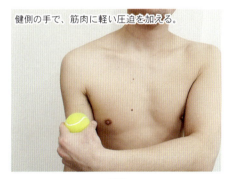

長頭　　　　　　　　　　　　　　短頭

図20: テニスボールを用いた上腕二頭筋のリラクセーション
それぞれの線維に対して健側の手で持ったテニスボールを用いて軽い圧迫を加える。

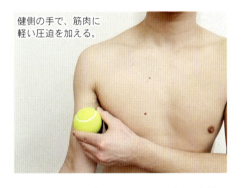

図21: テニスボールを用いた烏口腕筋のリラクセーション
烏口腕筋に対して健側の手で持ったテニスボール
を用いて軽い圧迫を加える。

h. 上腕三頭筋長頭

壁を背にしてテニスボールを上腕三頭筋長頭に加える（図 22）。

i. 前鋸筋

それぞれの線維に対して健側の手で持ったテニスボールを前鋸筋に加える（図 23）。

j. 菱形筋

それぞれの線維に対して壁を背にしてテニスボールを菱形筋に加える（図 24）。

k. 肩甲挙筋

健側の手で持ったテニスボールを肩甲挙筋に加える（図 25）。

l. 小胸筋

健側の手で持ったテニスボールを小胸筋に加える（図 26）。

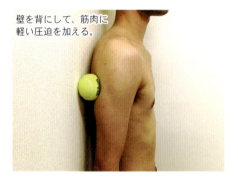

図 22: テニスボールを用いた上腕三頭筋のリラクセーション

上腕三頭筋長頭に対して壁を背にしたテニスボールを用いて軽い圧迫を加える。

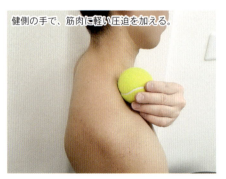 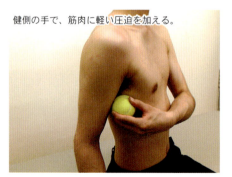

図 23: テニスボールを用いた前鋸筋のリラクセーション

それぞれの線維に対して健側の手で持ったテニスボールを用いて軽い圧迫を加える。

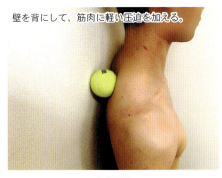
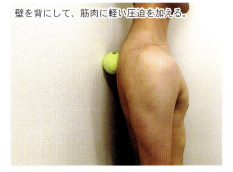

小菱形筋　　　　　　　　　　　　大菱形筋

図24: テニスボールを用いた菱形筋のリラクセーション
それぞれの線維に対して壁を背にしたテニスボールを用いて軽い圧迫を加える。

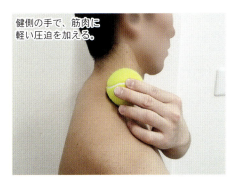

図25: テニスボールを用いた肩甲挙筋のリラクセーション
肩甲挙筋に対して健側の手で持ったテニスボールを用いて軽い圧迫を加える。

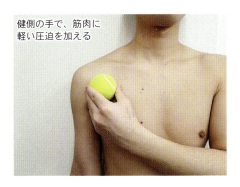

図26: テニスボールを用いた小胸筋のリラクセーション
小胸筋に対して健側の手で持ったテニスボールを用いて軽い圧迫を加える。

2）肩甲胸郭関節のエクササイズ

　肩甲胸郭関節の可動域拡大は疼痛期より行うことが望ましいが、疼痛を伴うのであれば、エクササイズを中止する必要がある。

　このエクササイズは座位で開始する。耳垂と肩峰の位置をそろえ、さらにお腹を軽く引っ込めた姿勢で10回を目安に実施する（①〜④：図27）。

① 肩甲骨を挙上するエクササイズ

　　背筋を伸ばして胸を張り、腰に手を当てる。

　　その姿勢のまま肩甲骨を挙上する。

　　この時、肩が前ではなく上にいくように注意する。

② 肩甲骨を下制するエクササイズ

　　背筋を伸ばして胸を張り、腰に手を当てる。

　　その姿勢のまま肩甲骨を下制する。

　　この時、肩が前にいかないように注意する。

③ 肩甲骨を外転するエクササイズ

　　首の力の抜いたまま胸を張り、腰に手を当てる。

　　その姿勢のまま肩甲骨を外転する。

　　この時、頭が一緒に動かないように注意する。

④ 肩甲骨を内転するエクササイズ

　　首の力の抜いたまま胸を張り、腰に手を当てる。

　　その姿勢のまま肩甲骨を内転する。

　　この時、腰が一緒に動かない（反らない）ように注意する。

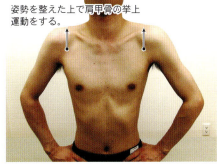
姿勢を整えた上で肩甲骨の挙上運動をする。

①肩甲骨を挙上するエクササイズ

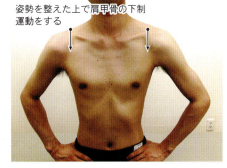
姿勢を整えた上で肩甲骨の下制運動をする

②肩甲骨を下制するエクササイズ

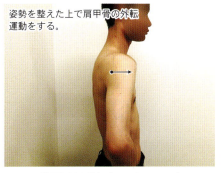
姿勢を整えた上で肩甲骨の外転運動をする。

③肩甲骨を外転するエクササイズ

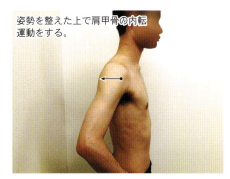
姿勢を整えた上で肩甲骨の内転運動をする。

④肩甲骨を内転するエクササイズ

図27: 肩甲胸郭関節を動かすためのエクササイズ

① 肩甲骨を挙上するエクササイズ
　背筋を伸ばして胸を張り、腰に手を当てる。その姿勢のまま肩甲骨を挙上する。
　この時、肩が前ではなく上にいくように注意する。
② 肩甲骨を下制するエクササイズ
　背筋を伸ばして胸を張り、腰に手を当てる。その姿勢のまま肩甲骨を下制する。
　この時、肩が前にいかないように注意する。
③ 肩甲骨を外転するエクササイズ
　首の力の抜いたまま胸を張り、腰に手を当てる。その姿勢のまま肩甲骨を外転する。
　この時、頭が一緒に動かないように注意する。
④ 肩甲骨を内転するエクササイズ
　首の力の抜いたまま胸を張り、腰に手を当てる。その姿勢のまま肩甲骨を内転する。
　この時、腰が一緒に動かない（反らない）ように注意する。

3) 肩甲上腕リズムを意識したエクササイズ

　正常肩における挙上運動は、肩甲上腕関節と肩甲胸郭関節の比率が約 2 対 1 である。しかし疼痛期の五十肩においては、肩甲胸郭関節の割合を増やすように心がけるとよい。

　肩甲胸郭関節を中心とした動かし方にはイメージを重要視する。眼を閉じて、自身のボディ・イメージを描き、肩関節の運動軸を肩甲骨にあるように意識する。その後、肩甲骨を中心に肩関節が動いているイメージを何回も行う。イメージができたら、少しだけ肩を挙げてみる。もし、疼痛を伴うようであれば、再度イメージをし直してから行い、いくら注意をしても疼痛を伴う場合は、イメージするだけに留めておく。

　このエクササイズは、基本的に体を曲げた状態で行い、重錘バンドを用いる。まっすぐ立った状態で重錘バンドをはめたままにしておくと、肩に懸垂力が加わり棘上筋や肩峰下滑液包を刺激するため注意する。 重錘バンドは 0.5kg から開始し、リストに巻いて行うが、疼痛なく円滑に行えるようであれば、1.0kg の重錘バンドでも構わない。

　エクササイズでは、肩甲骨を中心に動いている様子をイメージしながら行い、肘関節は伸展位のままにする。

① 体をひねるエクササイズ

　　上腕を床面に対して垂直位を保ったまま、体をゆっくりと前傾させる。体を 90°くらい前傾できたら、そこで一度止め、その姿勢を保ったまま、健側の肩が真上を向くように体を 90°回旋させる。その後、健側の肩が下を向くように体を 90°ひねり、そのまま最終域で止める（図 28）。

② 腕を振り子のように動かすエクササイズ

　　①と同じように体を前傾し、そこから肩甲胸郭関節のみの運動で、ゆっくりと前後に腕を振る。続いて、ゆっくりと左右に振る。さらに、前腕を回内外方向へ回旋させる（図 29）。

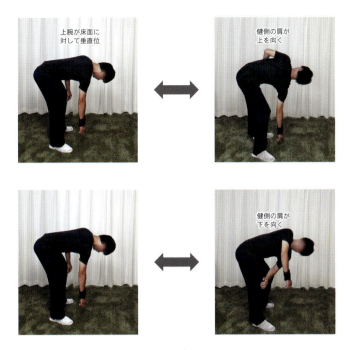

図28: 体をひねるエクササイズ

上腕が床面に対して垂直位を保ったまま、体を90°くらい前傾させる。患側の腕は力が入らないようにリラックスをする。まず、健側の肩が真上を向くように体を90°回旋させ最終域で止める。続いて、健側の肩が下を向くように体を90°回旋させ最終域で止める。

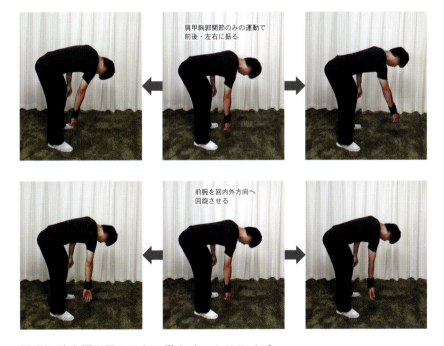

図29: 腕を振り子のように動かすエクササイズ

上腕が床面に対して垂直位を保ったまま、体を90°くらい前傾させる。患側の腕は力が入らないようにリラックスをする。その後に、肩甲胸郭関節のみの運動で、前後・左右に腕をゆっくりと振る。続いて、前腕を回内外方向へ回旋させる。

まとめ

　疼痛期は組織に炎症が生じている時期であるため、炎症を助長させるような刺激を加えると、関節内圧が陽圧化し症状が悪化することを周知しておく必要がある。このため、肩甲上腕関節を保護しつつ肩甲胸郭関節を動かすことで、関節にかかる負担を減らすことを目的とした理学療法が重要となる。同時に、肩甲骨を中心とした肩関節の使い方を指導するが、原則は「ゆっくり動かす」ことである。これらを適切に行うことができれば、疼痛期から拘縮期へとスムースに移行させることができる。

第5章

拘縮期における治療の考え方と運動療法

第5章 拘縮期における治療の考え方と運動療法

　疼痛期では炎症や疼痛によって肩関節の動きが制限されていたのに対し、拘縮期では炎症の回復過程で軟部組織が線維化し、癒着することで肩関節の動きが制限される。また、疼痛期にみられた安静時痛・自発痛（関節周辺に生じる鈍痛）や動作時痛（関節運動の初動における鋭痛）は軽減する。しかし、夜間痛は疼痛期の原因とは性質そのものが違う形で残るか、あるいは拘縮期になって初めて認めることがある。つまり、夜間痛は拘縮期における特徴的な症状の一つといえる。

　また、疼痛期では疼痛回避のために不良姿勢を形成するが、拘縮期では軟部組織の柔軟性の低下により不良姿勢を形成する。その結果、患者自身が良い姿勢を意識しても、軟部組織の硬さにより抵抗されてしまい、良い姿勢を形成することが困難となる。つまり、拘縮期においては、他者から「姿勢が悪いですよ」と指摘されて姿勢を正そうとしても、物理的に困難な時期だといえる。この時期に無理に姿勢を正そうとすると疼痛が増大することもあるため、姿勢は胸郭を挙げて、骨盤を立てておく程度に留めておくことがポイントになる。

　以上のことから、拘縮期は必然的に肩関節の可動域が減少する時期であり、可動域の増大を図ることが難しい時期である。このため、軟部組織の線維化および癒着を最小限に食い止めつつ、肩甲胸郭関節周辺の筋の柔軟性を回復させることが大切な時期であると言える。以下に、拘縮期における治療の考え方と運動療法の実際を紹介していく。

1. 拘縮期における治療の目的

　拘縮期では炎症の回復過程で、破壊された軟部組織を中心に肉芽組織によって瘢痕化するため、線維化と癒着が起こる。これらは、組織の修復過程で生体内に起こる正常な反応であり、とても大事な時期と言える。この時期にむやみに物理的な刺激を加えてしまうと、修復過程を阻害し、組織が再度破壊される可能性もある。すると、修復組織を保護するための肉芽組織が付着するため、修復期間が延長してしまう。つまり、この時期の治療の目的は、痛みを伴わない範囲内でかつ肩関節の可動域が減少しないようにとどめておくことである。必然的に肩関節の可動域は減少するため、可動域を拡大させるというよりはむしろ、可動域の減少を最小限に食い止めるのが大切となる。

2. 拘縮期に対する対応

拘縮期における特徴的な症状の一つは夜間痛であり、加えて姿勢の改善も難しい時期でもある。この時期から緩解期へスムースに移行するには、痛みを伴わない範囲内でかつ肩関節の可動域が減少しないように留めておくことが重要となる。この時期に、我々理学療法士や患者自身が知っておくべきポイントは、肩関節の可動域は急に改善しないということである。

理学療法やホームエクササイズを行うと、一次的に肩関節の動きが改善する。このため、理学療法やホームエクササイズをしっかり続けていけば症状が改善するのではないかと、理学療法士もそして患者自身も考えがちである。ところが実際は、時間の経過とともにまた可動域は減少し、生活動作に支障をきたしてしまうのである。つまり、いくらお互いが頑張っても、結局は元の状態に戻ってしまうため、「五十肩はどんなにエクササイズを頑張っても効果がない」と言われたりもするのである。

このため、この時期はあくまでも"拘縮期"であるということを念頭において臨床を展開していくことを忘れてはならない。組織の修復が完了するまでの間は、肩関節の可動域制限が進行するのは当然ともいえる。拘縮期は関節の可動域を拡げることが目的ではなく、「関節可動域が減少するのをいかに食い止めるか」ということを十分に理解して対応していただきたい。

3. 拘縮期における注射療法や薬物療法の効能

疼痛の強い日は、整形外科医が処方する内服薬を上手く活用することが大切である。ただし、乱用には注意する必要がある。たしかに薬が効くと疼痛の軽減によって、関節運動がしやすくなる。しかし、実際に軟部組織が修復されたわけではないため、無理な関節運動により夜間痛が増悪することがしばしばある。

つまり、この時期は注射や薬物療法により疼痛を軽減させた上で理学療法やホームエクササイズを正しく行うことが重要となる。正しい方法は後に述べるが、こうしたことを繰り返しながら経過をみていくことが大切となる。五十肩の治療は一進一退であり、根気がいるということを知る必要がある。

5

拘縮期における治療の
考え方と運動療法

4. 拘縮期における理学療法の考え方

　拘縮期は炎症により損傷した軟部組織が、線維化や癒着を伴う時期のため、物理的な刺激を加えすぎないように配慮しつつ、肩関節の可動域が減少するのを最小限に食い止めることが大切となる。このため、理学療法における運動療法は、疼痛のない範囲内でゆっくりと行う必要がある。しかし、損傷していない肩甲胸郭関節周辺の筋は、積極的に運動療法を展開することが可能である。つまり、基本的に肩甲胸郭関節の運動療法は積極的に行い、肩甲上腕関節の運動療法は愛護的に行うように心掛けるとよい。また、運動療法やホームエクササイズでは等尺性収縮を用いるとよい。

　拘縮期の患者の多くが、この時期に肩甲上腕関節を動かしていくことに恐怖心を伴っている。このため、疼痛がなく心地よい範囲で行うことを予め説明しておくことが肝要となる。基本的に疼痛のない範囲内で対応すれば、症状が悪化することはないのである。しかし、疼痛を伴ったほうが効くと誤解している患者も存在している。このような根性論の誤解を解消するためにも理学療法で実際に効果を体感させることは重要で、我々療法士の腕の見せ所でもある。

5. 拘縮期に心がけたい日常生活動作

　肩関節の運動時痛は疼痛期よりも軽減するが、関節可動域は徐々に減少するため、日常生活動作の支障が増える時期といえる。この時期は、肩関節の外転・外旋・内旋の動きは疼痛期と同様に鋭痛を認めるが、肩甲骨面上での挙上動作は比較的楽に動かすことが可能となる。つまり、拘縮期の肩関節の使い方は、肩甲骨面上での動きを中心とし、肩甲胸郭関節は疼痛期よりも大きく動かすことが大切となる。肩甲胸郭関節をより大きく動かすことができれば、不良姿勢の改善も図りやすくなる。

6. 拘縮期における運動療法

　拘縮期では、軟部組織の線維化と癒着を最小限に食い止めるためのリラクセーションと、肩甲胸郭関節周辺の筋の柔軟性をより回復させるストレッチを行うことが大切である。

1) リラクセーション
　リラクセーションは、筋緊張や圧痛が軽減するまで、繰り返し実施することを原則とする。手順は、筋肉を軽く伸張させた肢位から軽い等尺性収縮を一瞬加え、この愛護的操作を繰り返し実施する。上腕骨頭を関節窩に押し当てて求心位を作ると、スムースな関節操作ができることが多い。

a. 棘上筋

　前部線維は、一方の手は肩甲骨を固定したまま筋の緊張を触診し、他方の手で肩関節を肩甲骨面上で内転および軽く外旋させ、そこから肩関節を肩甲骨面上に外転および内旋方向に軽い等尺性収縮をする。

　後部線維は、一方の手は肩甲骨を固定したまま筋の緊張を触診し、他方の手で肩関節を肩甲骨面上での内転および軽く内旋させ、そこから肩関節を肩甲骨面上に外転および外旋方向に軽い等尺性収縮をする。（図1）。

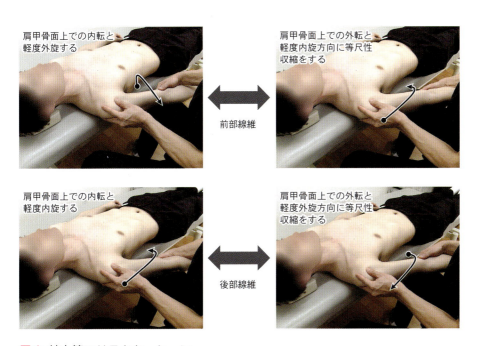

図1：棘上筋のリラクセーション

前部線維：肩関節を肩甲骨面上に内転および軽く外旋させ、そこから肩甲骨面上に外転および内
　　　　　旋方向に軽い等尺性収縮をする。
後部線維：肩関節を肩甲骨面上に内転および軽く内旋させ、そこから肩甲骨面上に外転および外
　　　　　旋方向に軽い等尺性収縮をする。

b. 棘下筋

　上部線維は、一方の手は肩甲骨を固定したまま筋の緊張を触診し、他方の手で肩関節を肩甲骨面上で内転位から軽く内旋させ、そこから肩関節を外旋方向に軽い等尺性収縮をする。下部線維は、一方の手は肩甲骨を固定したまま筋の緊張を触診し、他方の手で肩関節を肩甲骨面上での外転位から軽く内旋させ、そこから肩関節を外旋方向に軽い等尺性収縮をする。（図2）

c. 小円筋

　小円筋は筋線維を分けて関節操作を行うことが難しいため、基本的には1つとして捉える。

　一方の手は肩甲骨を固定したまま筋の緊張を触診し、他方の手で肩関節を屈曲・内転位から軽く内旋させ、そこから肩関節を外旋方向に軽い等尺性収縮をする（図3）。

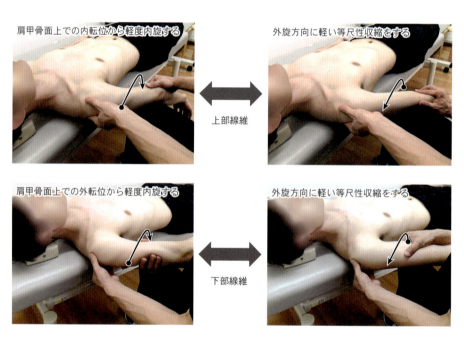

図2: 棘下筋のリラクセーション

上部線維：肩関節を肩甲骨面上での内転位から軽く内旋させ、そこから外旋方向に軽い等尺性収縮をする。
下部線維：肩関節を肩甲骨面上での外転位から軽く内旋させ、そこから外旋方向に軽い等尺性収縮をする。

d. 肩甲下筋

　上部線維は、一方の手は肩甲骨を固定したまま筋の緊張を触診し、他方の手で肩関節を肩甲骨面上での内転位から軽く外旋させ、そこから肩関節を内旋方向に軽い等尺性収縮をする。下部線維は、一方の手は肩甲骨を固定したまま筋の緊張を触診し、他方の手で肩関節を肩甲骨面上で外転位から軽く外旋させ、そこから肩関節を内旋方向に軽い等尺性収縮をする（図4）。

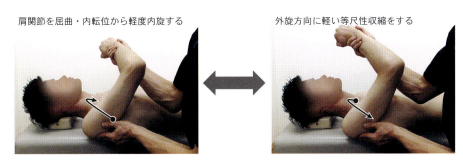

図3: 小円筋のリラクセーション
肩関節を屈曲・内転位から軽く内旋させ、そこから外旋方向に軽い等尺性収縮をする。目的とする筋線維に軽い圧迫を加えると、選択的に伸張や収縮させることができる。

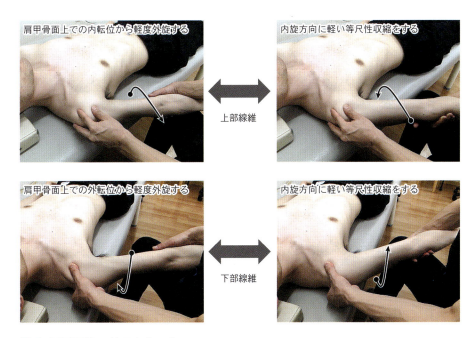

図4: 肩甲下筋のリラクセーション
上部線維：肩関節を肩甲骨面上で内転位から軽く外旋させ、そこから内旋方向に軽い等尺性収縮をする。
下部線維：肩関節を肩甲骨面上での外転位から軽く外旋させ、そこから内旋方向に軽い等尺性収縮をする。

e. 大円筋

　一方の手は肩甲骨を固定したまま筋の緊張を触診し、他方の手で肩関節を屈曲・内転位から軽く外旋させ、そこから肩関節を内旋方向に軽い等尺性収縮をする（図5）。

f. 上腕二頭筋

　長頭は、一方の手は肩甲骨を固定したまま筋の緊張を触診し、他方の手で肩関節を軽く伸展・内転・外旋させ、そこから肩関節を屈曲・外転・内旋方向に軽い等尺性収縮をする。短頭は、一方の手は肩甲骨を固定したまま筋の緊張を触診し、他方の手で肩関節を軽度外転位から軽く伸展させ、そこから屈曲方向に軽い等尺性収縮をする（図6）。

g. 烏口腕筋

　一方の手は肩甲骨を固定したまま筋の緊張を触診し、他方の手で肩関節を外転位から軽く伸展・内旋させ、そこから肩関節を屈曲・外旋方向に軽い等尺性収縮をする（図7）。

h. 上腕三頭筋長頭

　一方の手は肩甲骨を固定したまま筋の緊張を触診し、他方の手で肘関節屈曲位のまま肩関節を軽く屈曲させ、そこから肩関節を伸展方向に軽い等尺性収縮をする（図8）。

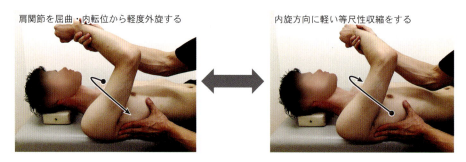

図5: 大円筋のリラクセーション

肩関節を屈曲・内転位から軽く外旋させ、そこから肩関節を内旋方向に軽い等尺性収縮をする。

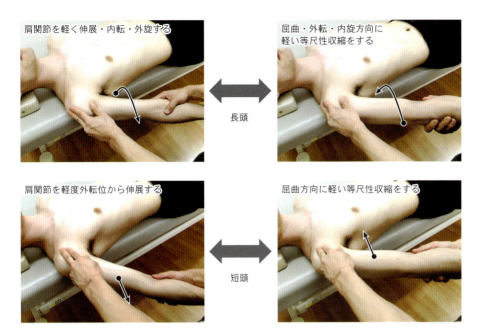

図6: 上腕二頭筋のリラクセーション

長頭：肩関節を軽く伸展・内転・外旋させ、そこから屈曲・外転・内旋方向に軽い等尺性収縮をする。
短頭：肩関節を軽度外転位から軽く伸展させ、そこから屈曲方向に軽い等尺性収縮をする。

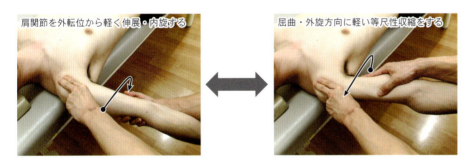

図7: 烏口腕筋のリラクセーション

肩関節を外転位から軽く伸展・内旋させ、そこから肩関節を屈曲・外旋方向に軽い等尺性収縮をする。

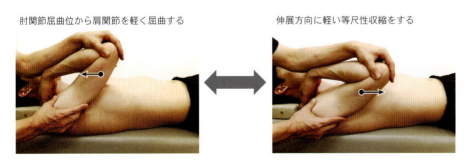

図8: 上腕三頭筋長頭のリラクセーション

肘関節屈曲位のまま肩関節を軽く屈曲させ、そこから伸展方向に軽い等尺性収縮をする。

2）ストレッチング

　ストレッチングは目的とする筋肉の伸張性と滑走性が改善し、可動域が拡大されるまで実施することを原則とする。手順は、筋肉を伸張させた肢位から等尺性収縮を 10 〜 30% の範囲で 1 〜 3 秒程行い、この操作を繰り返し実施する。この操作により疼痛が誘発される場合は、上腕骨頭の求心位が変位している可能性があり、しっかりと関節窩に上腕骨頭を押し当てて行うとよい。

a. 棘上筋

　前部線維は、一方の手は大結節の把持と筋の緊張を触診し、他方の手で肩関節を肩甲骨面上での内転と軽度外旋させ、そこから肩関節を肩甲骨面上に外転と内旋方向に等尺性収縮をする。後部線維は、一方の手は大結節の把持と筋の緊張を触診し、他方の手で肩関節を肩甲骨面上での内転と軽度内旋させ、そこから肩関節を肩甲骨面上に外転と外旋方向に等尺性収縮をする。この操作は伸張性を獲得しつつ、肩峰下滑液包との癒着ならびに、前部線維は腱板疎部との癒着が剥離されることを目的とする（図 9）。

b. 棘下筋

　上部線維は、一方の手は大結節の把持と筋の緊張を触診し、他方の手で肩関節を内転位から内旋させ、そこから肩関節を外旋方向に等尺性収縮をする。下部線維は、一方の手は大結節の把持と筋の緊張を触診し、他方の手で肩関節を外転位から内旋させ、そこから肩関節を外旋方向に等尺性収縮をする。この操作は伸張性を獲得しつつ、上部線維は肩峰下滑液包と、下部線維は後方関節包との癒着が剥離されることを目的とする（図 10）

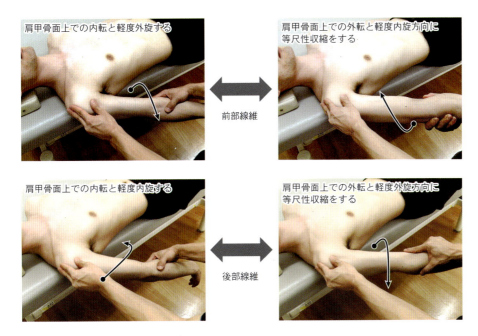

図 9: 棘上筋のストレッチング

前部線維：肩関節を肩甲骨面上に内転と軽度外旋させ、そこから肩関節を肩甲骨面上に外転と内旋方向に等尺性収縮をする。

後部線維：肩関節を肩甲骨面上に内転と軽度内旋させ、そこから肩関節を肩甲骨面上に外転と外旋方向に等尺性収縮をする。

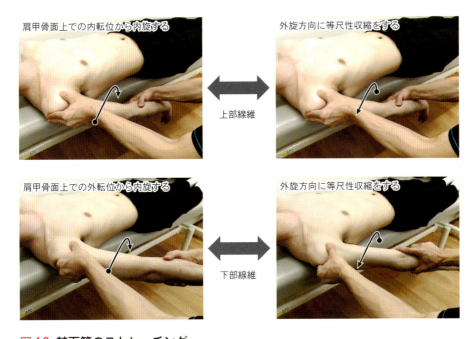

図 10: 棘下筋のストレッチング

上部線維：肩関節を内転位から内旋させ、そこから外旋方向に等尺性収縮をする。
下部線維：肩関節を外転位から内旋させ、そこから外旋方向に等尺性収縮をする。

c. 小円筋

小円筋は筋線維を分けて関節操作を行うことが難しいため、基本的には1つのかたまりとして捉える。

一方の手は大結節の把持と筋の緊張を触診し、他方の手で肩関節を屈曲・内転位から内旋させ、そこから肩関節を外旋方向に等尺性収縮をする。この操作は伸張性を獲得しつつ、後下方関節包との癒着が剥離やクアドリラテラルスペースとのスペースが確保されることを目的とする（図11）。

d. 肩甲下筋

上部線維は、一方の手は小結節の把持と筋の緊張を触診し、他方の手で肩関節を内転位から外旋させ、そこから肩関節を内旋方向に等尺性収縮をする。下部線維は、一方の手は小結節の把持と筋の緊張を触診し、他方の手で肩関節を外転位から外旋させ、そこから肩関節を内旋方向に等尺性収縮をする。この操作は伸張性を獲得しつつ、上部線維は腱板疎部や前上方関節包との、下部線維は前下方関節包との癒着が剥離されることを目的とする（図12）。

e. 大円筋

一方の手は筋の緊張を触診し、他方の手で肩関節を屈曲・内転位から外旋させ、そこから肩関節を内旋方向に等尺性収縮をする。この操作は伸張性を獲得しつつ、クアドリエリアとのスペースが確保されることを目的とする（図13）。

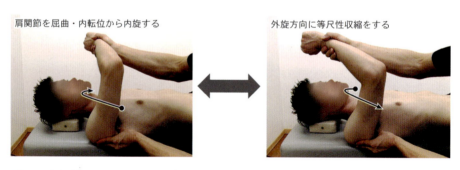

図11: 小円筋のストレッチング
肩関節を屈曲・内転位から内旋させ、そこから肩関節を外旋方向に等尺性収縮をする。

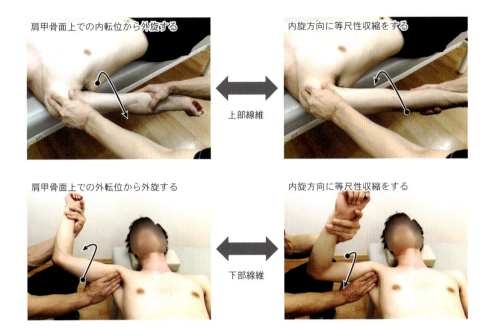

図12: 肩甲下筋のストレッチング

上部線維：肩関節を内転位から外旋させ、そこから内旋方向に等尺性収縮をする。
下部線維：肩関節を外転位から外旋させ、そこから内旋方向に等尺性収縮をする。

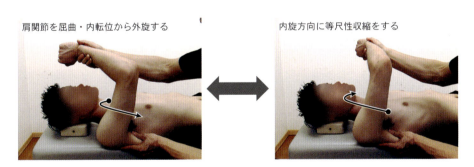

図13: 大円筋のストレッチング

肩関節を屈曲・内転位から外旋させ、そこから内旋方向に等尺性収縮をする。

f. 上腕二頭筋

長頭は、一方の手は大・小結節の把持と筋の緊張を触診し、他方の手で肩関節を伸展・内転・外旋させ、そこから肩関節を屈曲・外転・内旋方向に等尺性収縮をする。短頭は、一方の手は筋の緊張を触診し、他方の手で肩関節を軽度外転位から伸展させ、そこから肩関節を屈曲方向に等尺性収縮をする。この操作は伸張性を獲得しつつ、長頭は結節間溝やプーリーシステムでの癒着が剥離されること、短頭は筋皮神経が筋内で除圧されることを目的とする（図14）。

g. 烏口腕筋

一方の手は筋の緊張を触診し、他方の手で肩関節を外転位から伸展・内旋させ、そこから屈曲・外旋方向に等尺性収縮をする。この操作は伸張性を獲得しつつ、筋内で筋皮神経が除圧されることを目的とする（図15）。

h. 上腕三頭筋長頭

一方の手は大結節の把持と筋の緊張を触診し、他方の手で肘関節屈曲位のまま肩関節を屈曲させ、そこから肩関節を伸展方向に軽い等尺性収縮をする。この操作は伸張性を獲得しつつ、クアドリエリアとのスペースが確保されることを目的とする（図16）。

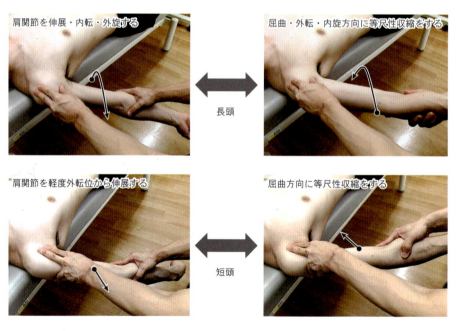

図14: 上腕二頭筋のストレッチング

長頭：肩関節を伸展・内転・外旋させ、そこから屈曲・外転・内旋方向に等尺性収縮をする。
短頭：肩関節を軽度外転位から伸展させ、そこから屈曲方向に等尺性収縮をする。

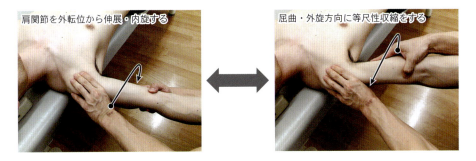

図15: 烏口腕筋のストレッチング
肩関節を外転位から伸展・内旋させ、そこから屈曲・外旋方向に等尺性収縮をする。

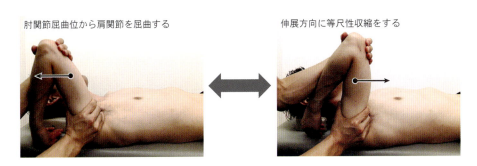

図16: 上腕三頭筋長頭のストレッチング
肘関節屈曲位のまま肩関節を屈曲させ、そこから伸展方向に軽い等尺性収縮をする。

7. ホームエクササイズ

運動療法と同様ホームエクササイズも、基本的には、肩甲胸郭関節の運動療法は積極的に、肩甲上腕関節の運動療法は愛護的に行うように心掛ける。また、筋の収縮は等尺性収縮を用いることが大切である。

1）エクササイズの手順

① 肩関節を最終域までゆっくりと動かす。痛みのない範囲で行う。

② 等尺性収縮を行う。

③ 再度、肩関節最終域までゆっくりと動かす。痛みのない範囲まで行う。

④ 肩関節をゆっくりと戻して力を抜く。

これらを1セットとして、繰り返し行う。

2）拘縮期に行うホームエクササイズ

① 肩甲上腕関節周辺の筋肉に対するエクササイズ

実際のやり方は、健側の手で患側の腕に抵抗を加えることで、等尺性収縮が可能となる。その強さは最大に力を入れた状態の10%程度から始める。

「力が少し入ったな」と感じるくらいの力で収縮させることがポイントである。エクササイズを続けていく中で、痛みが回復し可動域が増大してきたら、20%程度まで力を引きあげても構わない。また、aから順番にそれぞれを10回ずつ進めていくと安全に行える。

a. 第1肢位での外旋運動（図17）

① 肩関節をゆっくりと外旋し、最終域かつ痛みを伴う手前で止める。

② そこから内旋方向に動かし、健側の手は逆方向に力を加えて等尺性収縮し、約3秒間保持する。

③ 再度、肩をゆっくりと外旋し、最終域かつ痛みを伴う手前で止める。

④ その後、肩をゆっくりと内旋しながら元の位置に戻し、最後は力を抜く。

b. 第1肢位での内旋運動（図18）

① 肩関節をゆっくりと内旋し、最終域かつ痛みを伴う手前で止める。

② そこから外旋方向に動かし、健側の手は逆方向に力を加えて等尺性収縮させ、約3秒間保持する。

③ 再度、肩関節をゆっくりと内旋し、最終域かつ痛みを伴う手前で止める。

④ その後、肩関節をゆっくりと外旋しながら元の位置に戻し、最後は力を抜く。

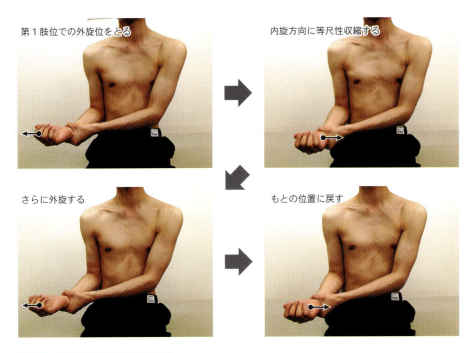

図 17: 第 1 肢位での外旋運動

肩関節をゆっくりと外旋し、最終域かつ痛みを伴う手前で止め、そこから内旋方向に等尺性収縮し、約 3 秒間保持する。その後もう一度、肩をゆっくりと外旋し、最終域かつ痛みを伴う手前で止め、肩をゆっくりと内旋しながら元の位置に戻し、最後は力を抜く。

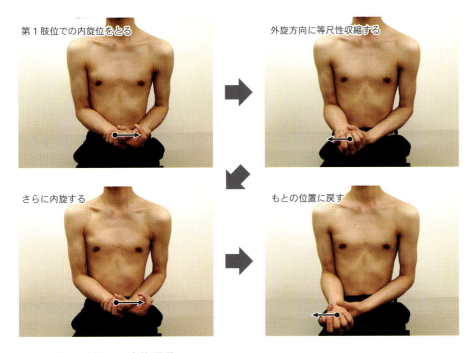

図 18: 第 1 肢位での内旋運動

肩関節をゆっくりと内旋し、最終域かつ痛みを伴う手前で止め、そこから外旋方向に等尺性収縮し約 3 秒間保持する。再度、肩関節をゆっくりと内旋し最終域かつ痛みを伴う手前で止め、元の位置に戻し、最後は力を抜く。

c. 肩関節の屈曲運動（図19）

① 肩関節をゆっくりと屈曲し、最終域かつ痛みを伴う手前で止める。

② そこから伸展方向に動かし、健側の手は逆方向に力を加えて等尺性収縮させ、約3秒間保持する。

③ 再度肩関節をゆっくりと屈曲し、最終域かつ痛みを伴う手前で止める。

④ その後、ゆっくりと伸展し元の位置に戻し、最後は力を抜く。

d. 肩関節の伸展運動（図20）

① 肩関節をゆっくりと伸展し、最終域かつ痛みを伴う手前で止める。

② そこから屈曲方向に動かし、健側の手は逆方向に力を加えて等尺性収縮させ、約3秒間保持する。

③ 再度肩関節をゆっくりと伸展し、最終域かつ痛みを伴う手前で止める。

④ その後、ゆっくりと屈曲し元の位置に戻し、最後は力を抜く。

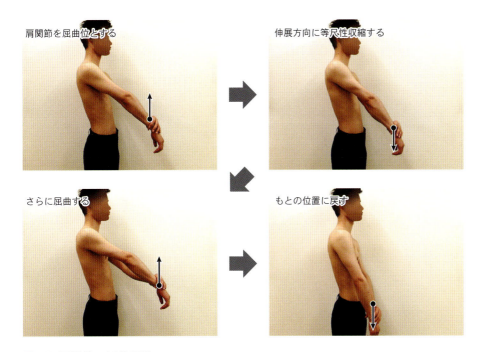

図 19: 肩関節の屈曲運動

肩関節をゆっくりと屈曲し、最終域かつ痛みを伴う手前で止め、そこから伸展方向に等尺性収縮し、約3秒間保持する。再度肩関節をゆっくりと屈曲し、最終域かつ痛みを伴う手前で止め、元の位置に戻し、最後は力を抜く。

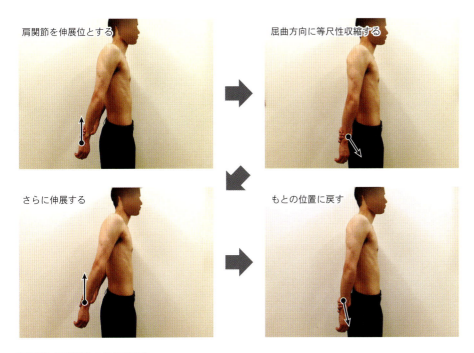

図 20: 肩関節の伸展運動

肩関節をゆっくりと伸展し、最終域かつ痛みを伴う手前で止め、そこから屈曲方向に等尺性収縮し、約3秒間保持する。再度肩関節をゆっくりと伸展し、最終域かつ痛みを伴う手前で止め、元の位置に戻し、最後は力を抜く。

e. 第3肢位での外旋運動（図21）

① 肩関節をゆっくりと外旋し、最終域かつ痛みを伴う手前で止める。

② そこから内旋方向に動かし、健側の手は逆方向に力を加えて等尺性収縮させ、約3秒間保持する。

③ 再度肩関節をゆっくりと外旋し、最終域かつ痛みを伴う手前で止める。

④ その後、ゆっくりと内旋し元の位置に戻し、最後は力を抜く。

f. 第3肢位での内旋運動（図22）

① 肩関節をゆっくりと内旋し、最終域かつ痛みを伴う手前で止める。

② そこから外旋方向に動かし、健側の手は逆方向に力を加えて等尺性収縮させ、約3秒間保持する。

③ 再度肩関節をゆっくりと内旋し、最終域かつ痛みを伴う手前で止める。

④ その後、ゆっくりと外旋し元の位置に戻し、最後は力を抜く。

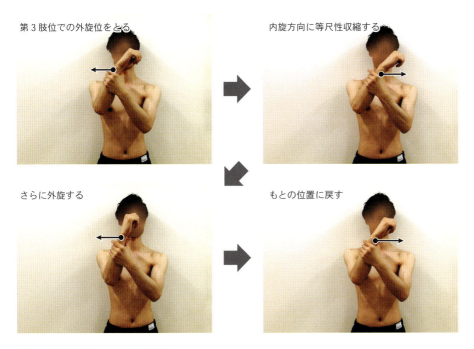

図21: 第3肢位での外旋運動

肩関節をゆっくりと外旋し、最終域かつ痛みを伴う手前で止め、そこから内旋方向に等尺性収縮し、約3秒間保持する。再度肩関節をゆっくりと外旋し、最終域かつ痛みを伴う手前で止め、元の位置に戻し、最後は力を抜く。

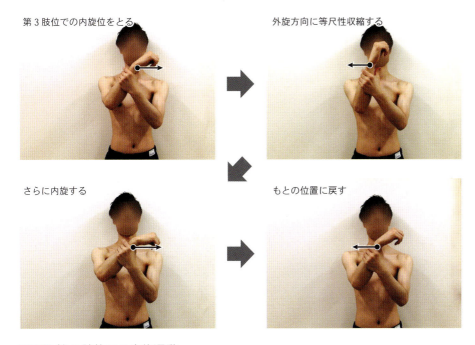

図22: 第3肢位での内旋運動

肩関節をゆっくりと内旋し、最終域かつ痛みを伴う手前で止め、そこから外旋方向に等尺性収縮し、約3秒間保持する。再度肩関節をゆっくりと内旋し、最終域かつ痛みを伴う手前で止め、元の位置に戻し、最後は力を抜く。

g. 水平伸展位からの水平屈曲運動（図 23）

① 肩関節をゆっくりと水平屈曲し、最終域かつ痛みを伴う手前で止める。

② そこから水平伸展方向に関節運動を行い、健側の手は逆方向に力を加えて等尺性収縮させ、約 3 秒間保持する。

③ 再度肩関節をゆっくりと水平屈曲し、最終域かつ痛みを伴う手前で止める。

④ その後、ゆっくりと水平伸展し元の位置に戻し、最後は力を抜く。

h. 肩関節の外転運動（図 24）

① 肩関節をゆっくりと外転し、最終域かつ痛みを伴う手前で止める。

② そこから内転方向に動かし、健側の手は逆方向に力を加えて等尺性収縮させ、約 3 秒間保持する。

③ 再度肩関節をゆっくりと外転し、最終域かつ痛みを伴う手前で止める。

④ その後、ゆっくりと内転し元の位置に戻し、最後は力を抜く。

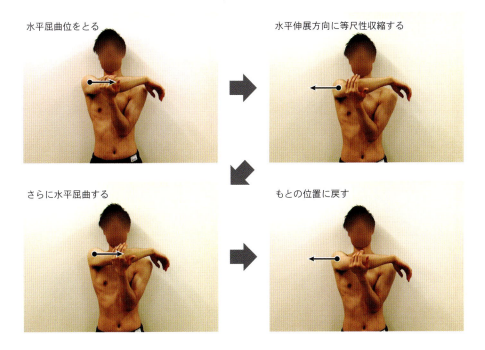

図23: 水平伸展位からの水平屈曲運動

肩関節をゆっくりと水平屈曲し、最終域かつ痛みを伴う手前で止め、そこから水平伸展方向に等尺性収縮し、約3秒間保持する。再度肩関節をゆっくりと水平屈曲し、最終域かつ痛みを伴う手前で止め、元の位置に戻し、最後は力を抜く。

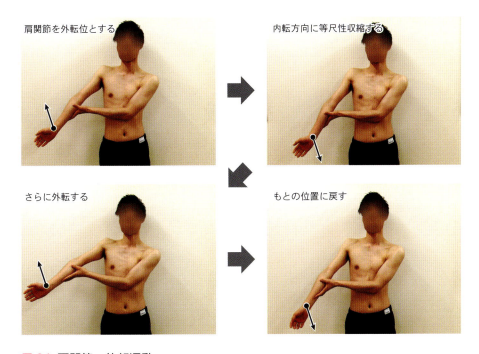

図24: 肩関節の外転運動

肩関節をゆっくりと外転し、最終域かつ痛みを伴う手前で止め、そこから内転方向に等尺性収縮し、約3秒間保持する。再度肩関節をゆっくりと外転し、最終域かつ痛みを伴う手前で止め、元の位置に戻し、最後は力を抜く。

i. 肩関節の内転運動（図 25）

① 肩関節をゆっくりと内転し、最終域かつ痛みを伴う手前で止める。

② そこから外転方向に動かし、健側の手は逆方向に力を加えて等尺性収縮させ、約 3 秒間保持する。

③ 再度肩関節をゆっくりと内転し、最終域かつ痛みを伴う手前で止める。

④ その後、ゆっくりと外転し元の位置に戻し、最後は力を抜く。

j. 第 2 肢位（外転可動域が足りなければ最終域とする）での外旋運動（図 26）

① 肩関節をゆっくりと外旋し、最終域かつ痛みを伴う手前で止める。

② そこから内旋方向に関節運動を行い、健側の手は逆方向に力を加えて等尺性収縮させ、約 3 秒間保持する。

③ 再度肩関節をゆっくりと外旋し、最終域かつ痛みを伴う手前で止める。

④ その後、ゆっくりと内旋し元の位置に戻し、最後は力を抜く。

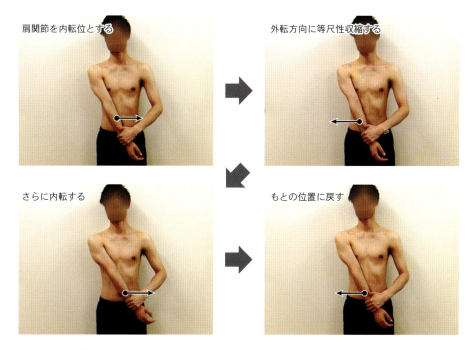

図 25: 肩関節の内転運動

肩関節をゆっくりと内転し、最終域かつ痛みを伴う手前で止め、そこから外転方向に等尺性収縮し、約3秒間保持する。再度肩関節をゆっくりと内転し、最終域かつ痛みを伴う手前で止め、元の位置に戻し、最後は力を抜く。

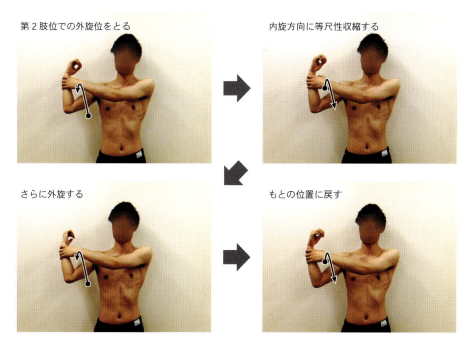

図 26: 第2肢位での外旋運動

肩関節をゆっくりと外旋し、最終域かつ痛みを伴う手前で止め、そこから内旋方向に等尺性収縮し、約3秒間保持する。再度肩関節をゆっくりと外旋し、最終域かつ痛みを伴う手前で止め、元の位置に戻し、最後は力を抜く。

k. 第2肢位（外転可動域が足りなければ最終域とする）での内旋運動（図27）

① 肩関節をゆっくりと内旋し、最終域かつ痛みを伴う手前で止める。

② そこから外旋方向に動かし、健側の手は逆方向に力を加えて等尺性収縮させ、約3秒間保持する。

③ 再度肩関節をゆっくりと内旋し、最終域かつ痛みを伴う手前で止める。

④ その後、ゆっくりと外旋し元の位置に戻し、最後は力を抜く。

l. 水平屈曲位からの水平伸展運動（図28）

① 肩をゆっくりと水平伸展し、最終域かつ痛みを伴う手前で止める。

② そこから水平屈曲方向に動かし、健側の手は逆方向に力を加えて等尺性収縮させ、約3秒間保持する。

③ もう一度、肩関節をゆっくりと水平伸展し、最終域かつ痛みを伴う手前で止める。

④ その後、ゆっくりと水平屈曲し元の位置に戻し、最後は力を抜く。

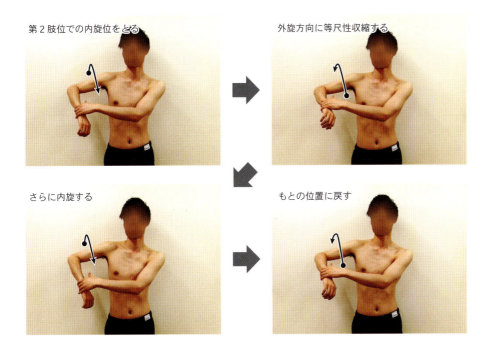

図 27: 第 2 肢位での内旋運動

肩関節をゆっくりと内旋し、最終域かつ痛みを伴う手前で止め、そこから外旋方向に等尺性収縮し、約 3 秒間保持する。再度肩関節をゆっくりと内旋し、最終域かつ痛みを伴う手前で止め、元の位置に戻し、最後は力を抜く。

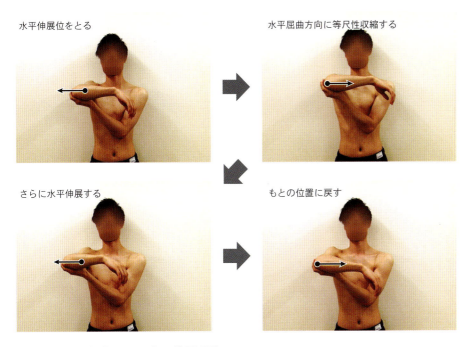

図 28: 水平屈曲位からの水平伸展運動

肩をゆっくりと水平伸展し、最終域かつ痛みを伴う手前で止め、そこから水平屈曲方向に等尺性収縮し、約 3 秒間保持する。再度肩関節をゆっくりと水平伸展し、最終域かつ痛みを伴う手前で止め、元の位置に戻し、最後は力を抜く。

3）肩甲胸郭関節周辺の筋に対するエクササイズ

　肩甲胸郭関節周辺の筋においては、適切にエクササイズを行うと効果が現れる。以下に紹介するエクササイズは、基本的に肩甲上腕関節の動きを伴わないため、疼痛は出現しない。しかし、肩甲胸郭関節周辺の筋はストレッチによる伸張感が出現する。もし疼痛を伴う場合は、肩甲上腕関節の動きを伴っていると判断し、鏡で確認したり負担を減らすように椅子座位で行ったりと、アレンジして構わない。

　a. 体幹屈曲位からの伸展運動（図 29）
　　① 机の上に両腕を置く。
　　② 背中を出来るだけ丸めていき、最終域で 5 秒間保持する。
　　③ 続いて、背中を出来るだけ反らし最終域で 5 秒間保持する。

　b. 体幹の側屈運動（図 30）
　　① 胸の前で両腕を交差させ、背筋を伸ばす。
　　② 骨盤が動かないよう注意しながら、体幹を側屈し、最終域で 5 秒間保持する。
　　③ もう一方も同じように側屈し、最終域で 5 秒間保持する。

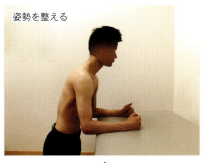

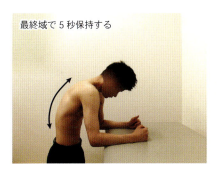 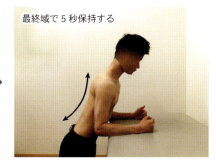

図29: 体幹屈曲位からの伸展運動

机の上に両腕を置き、背中を出来るだけ丸めていき、最終域で5秒間保持する。続いて、背中を出来るだけ反らし、最終域で5秒間保持する。

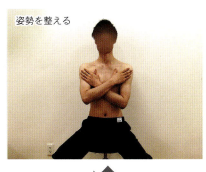

 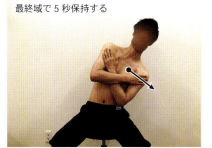

図30: 体幹の側屈運動

胸の前で両腕を交差させ背筋を伸ばし、骨盤を動かさずに体幹を側屈して、最終域で5秒間保持する。続いて、もう一方も同じように側屈し、最終域で5秒間保持する。

c. 体幹の回旋運動（図31）
① 胸の前で両腕を交差させ、背筋を伸ばす。
② 体の中心に軸があることをイメージしながら、体幹を片方に捻り、最終域で5秒間保持する。
③ もう一方も同じように捻り、最終域で5秒間保持する。

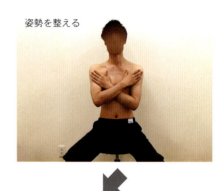
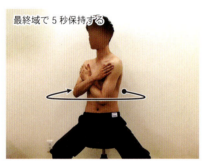
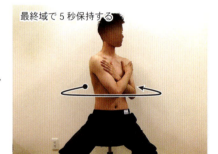

図31: 体幹の回旋運動
胸の前で両腕を交差させ、背筋を伸ばし、体の中心に軸があることをイメージしながら、体幹を片方に捻り、最終域で5秒間保持する。
続いて、もう一方も同じように捻り、最終域で5秒間保持する。

まとめ

　拘縮期は必然的に肩関節の可動域が減少する時期であるため、軟部組織の線維化と癒着を最小限に食い止めつつ、肩甲胸郭関節周辺の筋の柔軟性を回復させることが大切である。この内容を踏まえ、運動療法やホームエクササイズについて述べた。いずれも疼痛のない範囲で行うが、一進一退で根気のいる時期でもあることを念頭に置いた対応が求められる。

第6章

緩解期における治療の考え方と運動療法

第6章 緩解期における治療の考え方と運動療法

　緩解期に入ると肩関節の可動域がようやく拡大し、疼痛も疼痛期や拘縮期と比べ楽になってくる。運動療法やホームエクササイズにおいても、良好な反応が得られやすくなり、肩甲上腕リズムも本来の動きを取り戻してくる。つまり、緩解期はタイミングをみて積極的な肩甲上腕関節の運動療法を展開していく時期である。緩解期は拘縮期とは異なり、獲得した可動域はある程度維持されるのが特徴である。

　実は緩解期は、著書や論文によっては拘縮期と一緒くたにまとめられており、明らかな定義は存在しない。つまり拘縮期と明らかな境界線がないため、移行時期を判断することは臨床経験にゆだねられる。

　よって筆者の臨床経験による定義となるが、緩解期は肩甲上腕関節の可動域が拡大し始め、最終域で疼痛を認めるものの、それ以外での疼痛の訴えはほぼなくなる時期といえる。また、疼痛の質や強さにも変化がみられ、安静時痛や辛かった夜間痛は多くの症例で消失し、ほとんどが運動時痛のみとなる。

　五十肩の症状がこのように変化してきたら、緩解期の時期だと判断し、このタイミングで積極的な肩甲上腕関節の可動域拡大を図る運動療法を展開していくと良い。一進一退だった拘縮期とは異なり、運動療法の効果が明白に感じられる。

1. 緩解期における治療の目的

　緩解期は、肩甲上腕関節の可動域を拡大させることが目的となる。損傷していた組織は修復や線維化および癒着などが混在している。そのため、治療では線維化して伸びなくなった組織を伸張させることや、癒着して滑らなくなった組織を滑走させることが重要となる。治療対象となる組織に、物理的な刺激を徐々に加えていくことで、本来の伸張性や滑走性を取り戻し、肩甲上腕関節の動きが回復してくる。この時期の疼痛の多くは最終可動域痛であるが、可動域の拡大とともに疼痛は緩和してくる。

2. 緩解期に対する対応

　緩解期は制限された動きを取り戻すことが目的となるが、その中で、結髪動作や結帯動作は代償運動ができないことが多い。そのため、これらの回旋可動域を中心に拡大していくことが求められる。可動域拡大のポイントは「4. 緩解期における理学療法の考え」で述べるが、可動域の最終域では運動軸が変位していることを理

解しておく。つまり、可動域の測定によって得られる角度は見かけ上の現象にすぎず、関節内で上腕骨頭は弛んだ組織の方向に変位していることが多い。そのため、関節軸を整えたまま正確に可動域を測定すると、10〜15°程度減少することになる。関節運動の最終域は、心地よい疼痛が得られるまでにとどめておき、我慢できない疼痛は関節内組織を損傷することに留意する。

また、この時期においても関節操作の基本は、上腕骨頭を関節窩に合わせることが重要であり、運動時痛がコントロールできないケースでは特にこの知見を忘れてはならない。

3. 緩解期における注射療法および薬物療法の効能

緩解期になると、注射療法や薬物療法はほとんど必要なくなる。何らかのきっかけで一時的に疼痛を強く認めるときがあるかも知れないので、その場合に限り消炎鎮痛剤などを服用する程度で良いと考えている。筆者の経験上ではあるが、久しぶりに消炎鎮痛剤を服用した症例の多くは「よく効いた」と言う。そのため、疼痛期や拘縮期とは異なり、少しずつ間隔を空けてよいと考えるが、主治医とよく相談することが最も大切である。

4. 緩解期における理学療法の考え方

肩関節の挙上方向の動きを回復させる2つのポイントを述べる。まず、挙上角度が90°を超えるためには、第1肢位での外旋角度が20°以上必要となる。これは、肩関節の外旋角度が足りないまま肩関節を挙上すると、第2肩関節部の大結節が烏口肩峰アーチと衝突し、動きが制限されるためである。また、挙上角度が150°を超えるためには、第2肢位での外旋角度が90°と第3肢位での内旋角度が0°以上必要となる。この2つのポイントを参考に、理学療法を展開していくとよい。

5. 緩解期に心がけたい日常生活動作

緩解期においては、肩の動きを最大限に回復させる必要がある。このとき、日常生活動作で必要な肩関節の可動域を熟知しておくととても参考になる。この項では、スポーツ動作についての考えについても紹介する。

1）日常生活で必要な肩関節の可動域

日常生活を円滑に行うためには、その行為に必要な肩関節の可動域を知っておく必要がある。

整髪動作（図1）に必要な肩関節の動きは、屈曲70°以上、外旋70°以上とされている。

洗体動作（図2）に必要な肩関節の動きは、屈曲70°以上、内・外旋40〜60°以上とされている。

更衣動作（図3）に必要な肩関節の動きは、上衣が屈曲70°以上、内・外旋45°以上、下衣が外転25°以上、外旋30°以上とされている。

肩関節の可動域が不足して日常生活動作が困難な場合は、まずこれらの角度を参考とし、その方向から運動療法やホームエクササイズを行うとよい。また、これらはあくまで参考角度であり、個人によって必要な可動域が異なる場合もあることも理解して対応する必要がある。

また、こうした日常生活に必要な可動域がない場合、基本的には健側を中心に日常生活動作を行う形になり、健側が利き手ではない方だった場合は、そちらを中心に使うことになる。最初は戸惑うかもしれないが、経験上すぐに慣れる人が多いので、こうした説明をしっかりと行い信頼関係を築いていただきたい。以下に、よく相談される日常生活動作の内容を紹介する。

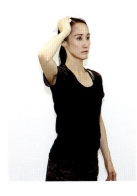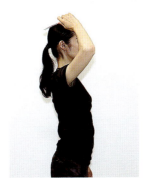

図1: 整髪動作
整髪動作に必要な肩関節の動きは、屈曲70°以上、外旋70°以上とされている。

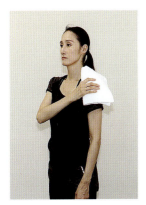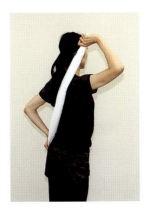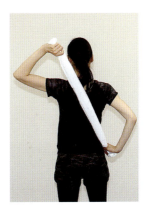

a：対側の肩を洗う　　b：タオルを回した上の手　　c：タオルを回した下の手

図2: 洗体動作
洗体動作に必要な肩関節の動きは、屈曲70°以上、内・外旋40〜60°以上とされている。

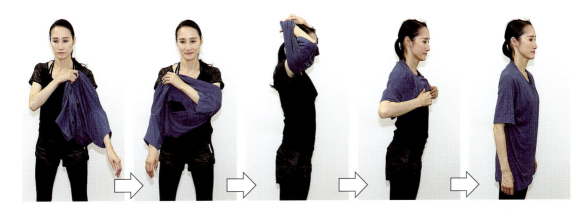

図3: 更衣動作
更衣動作に必要な肩関節の動きは、上衣が屈曲70°以上、内・外旋45°以上、下衣が外転25°以上、外旋30°以上とされている。

① 結髪動作（図4）

　まずは、肘を台の上に置き、背中を大きく曲げる。続いて、頭部を手に近づける。すると、髪をとかすことが可能となる。ドライヤーを使うときも、同じ要領で行うとよい。

② 洗体動作（背中の洗い方）（図5）

　まずは長めのタオルを用意する。続いて、両手で持ったタオルを患側の手は下側、健側の手は上側とし、健側を優位に動かすことで背中を洗うことが可能となる。

③ 更衣動作（図6）

　着衣時は最初に患側から行い、その後に健側を使って頭部を通し、最後に健側を通す。脱衣時は最初に健側から行い、その後に健側を使って頭を外し、最後に患側を外す。また、上着は下着も含めてシャツのようなボタン付きの方が着脱は楽であり、肩の負担も少なくてすむ。

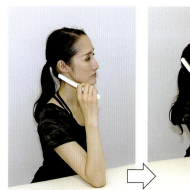 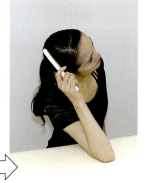 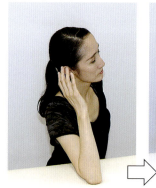 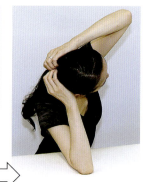

a：肘を台の上に置く　　b：頭部を近づけることで髪をとかす　　c：肘を台の上に置く　　d：頭部を近づけることで髪を結ぶ

図4: 結髪動作
肘を台の上に置き大きく背中を曲げ、頭部を手に近づけていくと、髪をとかすことが可能となる。
ドライヤーを使うときも、同じ要領で行うとよい。

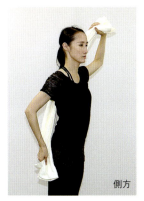 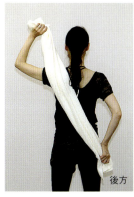 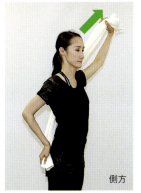 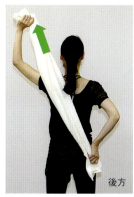

a：長めのタオルを後ろに回す　　　　　　　　　　b：健側でタオルを動かして洗う

図5: 洗体動作（背中の洗い方）
両手で持ったタオルを患側の手は下側、健側の手は上側とし、健側を優位に動かすことで背中を洗うことが可能となる。

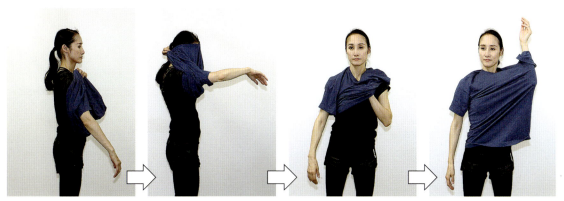

a：患側から袖を通す　　b：健側を使って頭部を通す　　c：健側を通す　　d：終了

図6: 更衣動作
着衣時は患側から行い、最後に健側を通す。
脱衣時は健側から行い、最後に患側を外す。

2）緩解期におけるスポーツ動作

　円滑なスポーツ動作を行うために肩関節には大きな可動域が求められるが、特に回旋動作は必須条件となる。しかし、可動域制限や運動時痛を伴う場合は、パフォーマンスは著しく低下し競技が適切に行えなくなる。対策としては、これまでのフォームを変えることが何よりも得策となる。スイングや投球動作などにおいては、肩を中心に動かしていたフォームから、肩甲骨を中心としたフォームに切り替えることがポイントになる（図7）。

　実のところ、多くのスポーツ動作は肩よりも肩甲骨の動きを中心とした方が、パフォーマンスは向上するのである。そのため、障害発生を機会に肩甲骨の使い方をしっかりと覚え、さらにはスポーツや日常生活動作に応用するべきであると考えている。また、肩甲骨の使い方は、段階的に身に付けていけば、上達につながると考える。

　痛いからといってスポーツから遠ざかるのではなく、緩解期ではむしろ積極的に参加した方がよいと考えている。

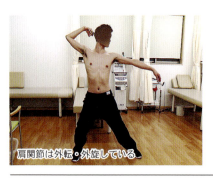
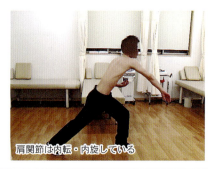
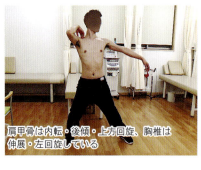
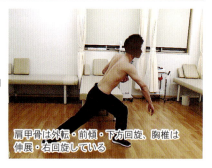

図7: 緩解期におけるスポーツ動作

スイングや投球動作などにおいては、肩を中心に動かしていたフォームから、肩甲骨を中心としたフォームに切り替えることがポイントになる。そのためには、腕の付け根は肩関節ではなく、肩甲骨であることを認識させるとよい。

6. 緩解期における運動療法

　緩解期は損傷していた組織がほぼ修復され、線維化・癒着した組織が混在している状態である。そのため、治療対象となる組織に物理的な刺激を徐々に加えていくことにより本来の伸張性や滑走性を取り戻すことが可能となるため、肩甲上腕関節の動きを回復させることが運動療法のコツとなる。

　この運動療法で大切なことは、療法士が伸張性や滑走性を回復させたい組織と、患者が伸張感や張り感を感じている組織が、一致しているかを確認することである。棘下筋を伸張させたつもりがそうではなかった場合（大結節が烏口肩峰アーチと衝突して肩峰下滑液包や腱板を挟み込み、張り感を感じている場合など）は、十分な効果は得ることはできない。また、患者が感じる伸張感や張り感は、無理して我慢するのではなく、心地よい程度が理想の強さである。

　具体的な方法についてであるが、拘縮期と緩解期において、程度の強さは別として「リラクセーション」と「ストレッチング」の方法は同じであるため、第5章を参考にしていただきたい。さらに、緩解期では関節包の拘縮を改善させることが重要となるため、これを以下に紹介する。

1) リラクセーション：第5章114ページ参照。

2) ストレッチング：第5章120ページ参照。

3) 関節包の拘縮除去

　関節包が縮小すると、関節可動域は著明に制限されることになる。拘縮期では滑膜炎などの影響もあり、たとえ関節包の伸張性が獲得できたとしても適度なゆとりを持たせることはできず、可動域の改善は一進一退であった。しかし緩解期では、一度回復した軟部組織の伸張性や滑走性は、元の状態に戻ることが少なくなる。そのため、この時期の関節包に対する伸張操作は有効であると言える（もちろん拘縮期に行っても構わないが、適切に行わないと疼痛を引き起こすため、注意が必要となる）。

　なお、関節包の各部位には腱板が付着している。ただし、関節包の適切な伸びがないケースの多くは、腱板と関節包とが癒着していることが多い。そのため、ここでは関節包の伸張操作を述べるが、その目的は関節包の伸張性と腱板との滑走性を目的としている。

　実際の手順は、目的とする関節包を伸張し、続いてその部位に付着している腱板筋を収縮させ、これを繰り返し実施する。烏口上腕靭帯と腋窩陥凹には腱板が直接付着しないため、伸張操作が主体となる。

　なお、関節包は関節窩の位置をイメージすることが重要であり、この手技が難しいと感じた方は「肩関節拘縮の評価と運動療法」（運動と医学の出版社）の第7章を参考にしてほしい。

　上腕骨頭を押し込む方向は、関節窩を時計に見立てて上方・下方・前方・後方へと考えるとよい。本書では右上肢を基準に記載してある。12時は関節窩の上方に

位置し肩鎖関節の方角となる。3時は関節窩の前方に位置し烏口突起の方角となる。6時は関節窩の下方に位置し肩鎖関節から離れる方角となる。9時は関節窩の後方に位置し烏口突起から離れる方角となる。これがイメージできれば、前上方、前下方、後上方、後下方もできるはずである。

a. 上方関節包（肩峰下滑液包を含む）

上方関節包の伸張性および滑走性の獲得は、棘上筋の機能を用いる。一方の手は上肢を把持し、他方の手で上腕骨頭を関節窩に対して上方へと押し出す。肩関節を肩甲骨面上に内転させ、そこから軽度外旋すると、前部線維は伸張する。その後、肩関節を肩甲骨面上に外転・内旋させて筋収縮させる。後部線維は、肩関節を肩甲骨面上に内転させ、そこから軽度内旋すると伸張する。その後、肩関節を肩甲骨面上に外転・外旋させて筋収縮させる。この操作は、結帯動作や肩甲骨位置異常の改善に有効であるばかりではなく、疼痛との関連性が極めて高い肩峰下滑液包と腱板との癒着剥離操作でもあるため、マスターして頂きたい技術である（図8）。

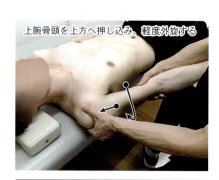
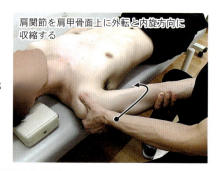
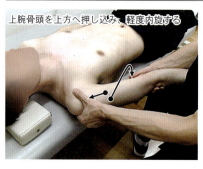
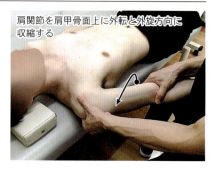

図8: 上方関節包の伸張操作（肩峰下滑液包の癒着剥離操作）

前部線維：上腕骨頭を関節窩に対し上方へ押し込み、肩関節を肩甲骨面上に内転させ、そこから軽く外旋すると前方部は伸張する。その後、肩関節を肩甲骨面上に外転と内旋方向に筋収縮させる。

後部線維：上腕骨頭を関節窩に対し上方へ押し込み、肩関節を肩甲骨面上に内転させ、そこから軽く内旋すると後方部は伸張する。その後、肩関節を肩甲骨面上に外転と外旋方向に筋収縮させる。

b. 前方関節包

　前方関節包の伸張性と滑走性には肩甲下筋の機能を用いる。一方の手は上肢を把持し、他方の手で上腕骨頭を関節窩に対して前方へと押し出す。前上方関節包は、肩関節を内転させ、そこから外旋すると伸張する。その後、肩関節を内旋させて筋収縮させる。前下方関節包は、肩関節を外転させ、そこから外旋すると伸張する。その後、肩関節を内旋させて筋収縮させる。この操作は結髪動作の改善に有効である（図9）。

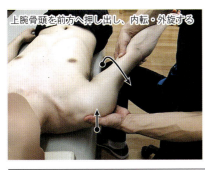
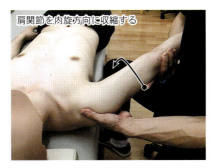
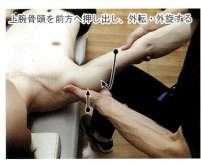
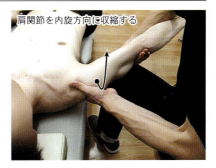

図9: 前方関節包の伸張操作
前上方関節包：上腕骨頭を関節窩に対して前方へと押し出し、肩関節を内転させ、そこから外旋すると伸張する。その後、肩関節を内旋方向に筋収縮させる。
前下方関節包：上腕骨頭を関節窩に対して前方へと押し出し、肩関節を外転させ、そこから外旋すると伸張する。その後、肩関節を内旋方向に筋収縮させる。

c. 後方関節包（後上方を含む）

　後方関節包の伸張性および滑走性の改善には、棘下筋の機能を用いる。一方の手は上肢を把持し、他方の手で上腕骨頭を関節窩に対して後方へと押し込む。後上方関節包は、肩関節を内転させ、そこから内旋すると伸張する。その後、肩関節を外旋させて筋収縮させる。後方関節包は、肩関節を外転させ、そこから内旋すると伸張する。その後、肩関節を外旋させて筋収縮させる。この操作は結帯動作や上腕骨頭の前方変位の改善に有効である（図10）。

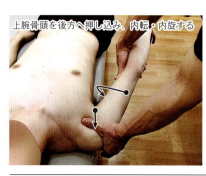
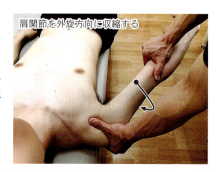
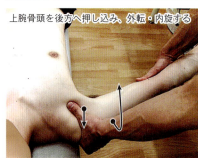
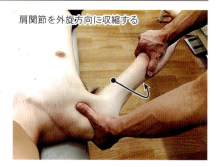

図10: 後方関節包の伸張操作

後上方関節包：上腕骨頭を関節窩に対して後方へと押し込み、肩関節を内転させ、そこから内旋すると伸張する。その後、肩関節を外旋方向に筋収縮させる。

後 方 関 節 包：上腕骨頭を関節窩に対して後方へと押し込み、肩関節を外転させ、そこから内旋すると伸張する。その後、肩関節を外旋方向に筋収縮させる。

d. 後下方関節包

　後下方関節包の伸張性と滑走性には小円筋の機能を用いる。一方の手は上肢を把持し、他方の手で上腕骨頭を関節窩に対して後下方へと押し込む。後下方関節包は、肩関節を屈曲・内転位とし、そこから内旋すると小円筋は伸張する。その後、肩関節を外旋させて筋収縮させる。この操作は上腕骨頭の前上方変位の改善に有効である（図11）。

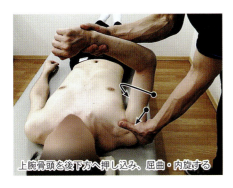
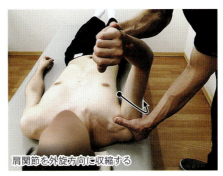

図11: 後下方関節包の伸張操作
上腕骨頭を関節窩に対して後下方へと押し込み、肩関節を屈曲・内転位とし、そこから内旋すると伸張する。その後、肩関節を外旋方向に筋収縮させる。

e. 烏口上腕靱帯

　烏口上腕靱帯の上方部では棘上筋と、下方部では肩甲下筋腱と癒着している場合がある。それぞれを剥離するには、烏口上腕靱帯を伸張させながら、癒着した組織との滑走を促す操作が重要となる。実際の方法として、上方部での癒着の場合は、一方の手は烏口上腕靱帯の緊張を触診し、他方の手で肩関節を軽度外旋位から肩甲骨面上に内転させ、烏口上腕靱帯を伸張する。さらに一方の手で、烏口上腕靱帯上方部と棘上筋腱間との癒着を剥離する。下方部での癒着の場合は、一方の手は烏口上腕靱帯の緊張を触診し、他方の手で肩関節を伸展・内転位から外旋させ、烏口上腕靱帯を伸張する。さらに一方の手で、烏口上腕靱帯下方部と肩甲下筋腱との癒着を剥離する。この操作は90°以上挙上するのに必要な外旋20°獲得するために有効である（図12）。

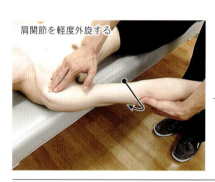
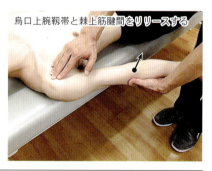
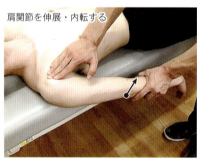
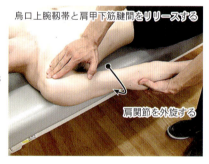

図12: 烏口上腕靱帯の伸張操作

烏口上腕靱帯上方部：烏口上腕靱帯上方部を触診し、肩関節を軽度外旋位から肩甲骨面上に内転させて、烏口上腕靱帯に伸張刺激を加えながら、烏口上腕靱帯上方部と棘上筋腱間との癒着を剥離する。

烏口上腕靱帯下方部：烏口上腕靱帯下方部を触診し、肩関節を伸展・内転位から外旋させて、烏口上腕靱帯に伸張刺激を加えながら、烏口上腕靱帯下方部と肩甲下筋腱間との癒着を剥離する。

f. 腋窩陥凹

　腋窩陥凹が縮小しているケースが多いが、前方部と後方部に分けて伸張させると拡張しやすいため、その方法について述べる。前方部では、一方の手は上肢を把持し、他方の手で上腕骨頭を関節窩に対して下方へと押し込みながら外旋する。後方部では、一方の手は上肢を把持し、他方の手で上腕骨頭を関節窩に対して下方へと押し込みながら内旋する。この操作は最終挙上可動域の改善に有効である（図13）。

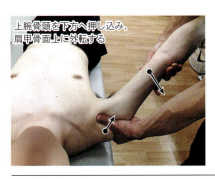 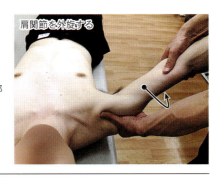

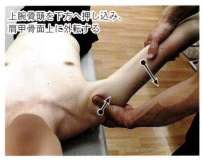 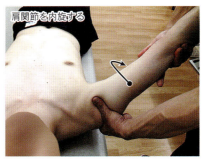

図13：腋窩陥凹の伸張操作

前方部：上腕骨頭を関節窩に対して下方へと押し込みながら外旋する。
後方部：上腕骨頭を関節窩に対して下方へと押し込みながら内旋する。

7. ホームエクササイズ

　緩解期におけるエクササイズは、心地よいと感じられる負荷にとどめ、継続させることが重要と考える。また、肩甲上腕関節を上手く使いながら肩関節の動きをさらに拡大させていくことが、エクササイズのポイントになる。

　さらに、緩解期における理学療法の考えでも述べたが、第2肩関節の構造を理解してエクササイズを指導することが大切である。例えば、大結節が烏口肩峰アーチとの衝突を回避するためには、肩関節を外旋位にした位置から外転運動や屈曲位からの水平伸展運動のエクササイズを行うといったことである。

　以下に紹介するエクササイズを参照し、個々で応用してほしい。

1）挙上可動域の拡大を目的としたエクササイズ
　机の上に両肘を置いた姿勢を開始肢位とする。肘は固定し背中を伸ばしながら体を後ろに下げていく。すると相対的に肩関節が挙上する。最終域で5秒ほど保持し、そこから開始肢位まで戻していく（図14）。このエクササイズに慣れてきたら、最終域の位置から肘を机から浮かせ自動で挙上を保持するよう努力すると、筋肉トレーニングとなりより効果的である。

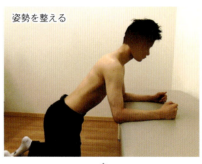

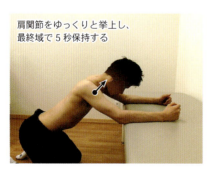

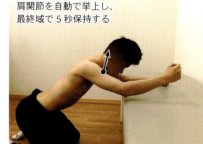

図14: 挙上可動域の拡大を目的としたエクササイズ
肘は固定し背中を伸ばしながら体を後ろに下げ、相対的に肩関節を挙上していく。心地よい伸張痛が得られた最終域で5秒ほど保持し、そこから開始肢位まで戻していく。このエクササイズに慣れてきたら、最終域の位置から肘を机から浮かせ自動で挙上を保持するよう努力すると、筋肉トレーニングとなり効果的である。

2）水平屈曲可動域の拡大を目的としたエクササイズ

　患側の肘を健側でつかみ、肩を 90°挙げた状態を開始肢位とする。そこから肘が健側の肩に近づける方向へもっていき、最終域で 5 秒ほど保持したら、開始肢位まで戻す（図 15）。このエクササイズに慣れてきたら、最終域の位置から健側でつかんでいた肘を離し自動で水平屈曲を保持するように努力すると、筋肉トレーニングとなりより効果的である。

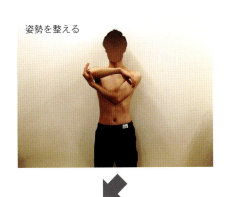

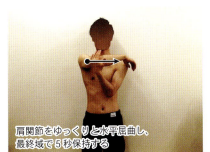

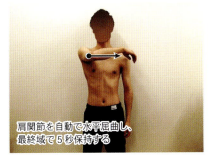

図 15: 水平屈曲可動域の拡大を目的としたエクササイズ

患側の肘を健側でつかみ、肩を 90°挙げた状態を開始肢位とする。そこから肘が健側の肩に近づける方向へもっていく。心地よい伸張痛が得られた最終域で 5 秒ほど保持し、そこから開始肢位まで戻していく。このエクササイズに慣れてきたら、最終域の位置から健側でつかんでいた肘を離し自動で水平屈曲を保持するように努力すると、筋肉トレーニングとなり効果的である。

3）結髪動作可動域の拡大を目的としたエクササイズ

　机の横に並び、机の端に肘と手を置いた状態を開始肢位とする。そこから背中を伸ばしながら体を沈めていき、肩を拡げていく。最終域で5秒ほど保持し、そこから開始肢位まで戻す（図16）。このエクササイズに慣れてきたら、最終域の位置から肘と手を机から引き離すと、筋肉トレーニングとなりより効果的である。

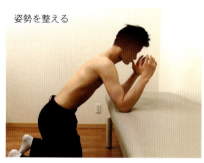

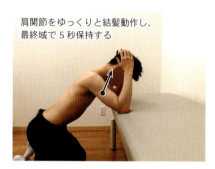

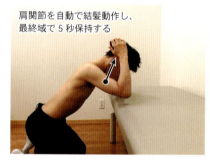

図16: 結髪動作可動域の拡大を目的としたエクササイズ

机の横に並び、机の端に肘と手を置いた状態から背中を伸ばしながら体を沈めていき、肩を拡げていく。心地よい伸張痛が得られた最終域で5秒ほど保持し、そこから開始肢位まで戻していく。このエクササイズに慣れてきたら、最終域の位置から肘と手を机から引き離すと、筋肉トレーニングとなり効果的である。

4）内転可動域の拡大を目的としたエクササイズ

体の後ろでタオルを両手で持った状態を開始肢位とする。そこから健側の手で持ったタオルを引っ張る。最終域で5秒ほど保持し、そこから開始肢位まで戻す（図17）。このエクササイズに慣れてきたら最終域の位置からタオルを離し、自動で内転を保持するように努力すると筋肉トレーニングとなりより効果的である。

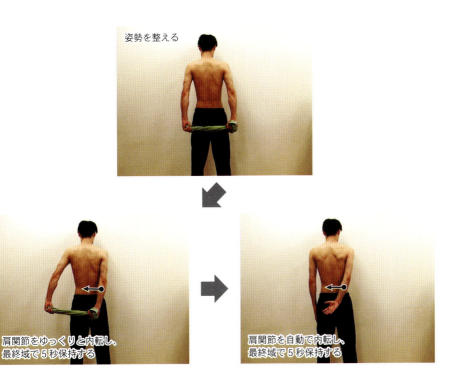

図17: 内転可動域の拡大を目的としたエクササイズ

体の後ろでタオルを両手で持った状態から健側の手で持ったタオルを引っ張る。心地よい伸張痛が得られた最終域で5秒ほど保持し、そこから開始肢位まで戻していく。このエクササイズに慣れてきたら最終域の位置からタオルを離し、自動で内転を保持するように努力すると筋肉トレーニングとなり効果的である。

5）結帯動作可動域の拡大を目的としたエクササイズ

　背中を洗うように体の後ろでタオルを持った状態（健側は上側、患側は下側）を開始肢位とする。そこから健側の手の方にタオルを上に引き上げる。最終域で5秒ほど保持し、そこから開始肢位まで戻す（図18）。このエクササイズに慣れてきたら最終域の位置からタオルを離し、自動で結帯肢位を保持するように努力すると筋肉トレーニングとなりより効果的である。

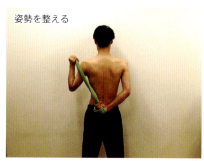

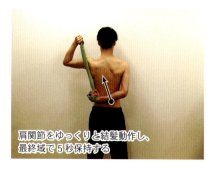

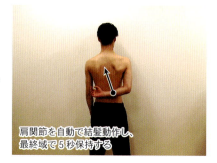

図18: 結帯動作可動域の拡大を目的としたエクササイズ
背中を洗うように体の後ろでタオルを持った状態（健側は上側、患側は下側）から健側の手の方にタオルを上に引き上げる。心地よい伸張痛が得られた最終域で5秒ほど保持し、そこから開始肢位まで戻していく。このエクササイズに慣れてきたら最終域の位置からタオルを離し、自動で結帯肢位を保持するように努力すると筋肉トレーニングとなり効果的である。

6）外旋可動域の拡大を目的としたエクササイズ

　壁の横に並び、肘を曲げて手を端に置いた状態を開始肢位とする。そこから体幹を腕とは逆方向に回転し、肩を捻る。最終域で5秒ほど保持し、そこから開始肢位まで戻す（図19）。このエクササイズに慣れてきたら、最終域の位置を自動で外旋を保持するように努力すると、筋肉トレーニングとなりより効果的である。

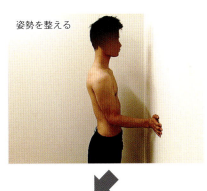

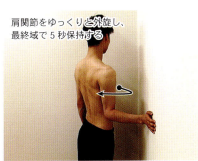 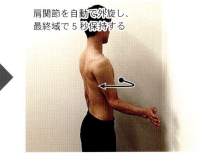

図19: 外旋可動域の拡大を目的としたエクササイズ
壁の横に並び、肘を曲げて手を端に置いた状態から体幹を腕とは逆方向に回転し、肩を捻る。心地よい伸張痛が得られた最終域で5秒ほど保持し、そこから開始肢位まで戻していく。このエクササイズに慣れてきたら、最終域の位置を自動で外旋を保持するように努力すると、筋肉トレーニングとなり効果的である。

まとめ

　一進一退だった拘縮期とは異なり、運動療法に効果を感じられる緩解期は、明確な定義はなく、拘縮期との明らかな境界線もないため、移行時期を判断する必要がある。この時の判断材料が、肩甲上腕関節の可動域拡大、疼痛の改善、伸張痛の変化などであり、自覚症状や他覚症状を元にした "回復" となる。

　緩解期は運動療法やホームエクササイズを積極的に行うことが望ましいが、やはり機能解剖を理解した対応が求められる。線維化や癒着した組織を的確に評価し、その組織に応じた治療をすることが良い結果につながるからである。

　また、可動域が改善しない場合は、代償動作を見抜き適切な運動指導をすることが大切となる。機能解剖に基づいて論理的に説明し、相手に気づきを与えられることは療法士として持つべき能力であると考えている。

6

緩解期における治療の
考え方と運動療法

参考文献

1) 皆川洋至, 他：解剖. 最新整形外科学大系 肩関節・肩甲帯 13. 高岸憲二・他（編）中山書店. 2006. pp2-14.

2) 秋田恵一：肩の機能解剖. 実践 反復性肩関節脱臼. 菅谷啓之（編）, 金原出版株式会社. 2010, pp20-28.

3) 林典雄：機能解剖学的触診技術 上肢 第 2 版, MEDICAL VIEW. 2011, pp16-44, 108-133, 154-247.

4) Minagawa H, et al:Humeral attachment of the supraspinatus and infraspinatus tendons:An anatomical study. Arthroscopy 14:302-306, 1998.

5) Mochizuki T, et al:Humeral Insertion of the supraspinatus and infraspinatus;new anatomical findings regarding the footprint of the rotator cuff. J Bone Joint Surg AM 90:962-969, 2008.

6) 望月智之, 他：棘下筋腱の肉眼解剖および組織学的研究－ delamination の発生部位の検討－. 肩関節 32（3）:497-500, 2008.

7) Arai R, et al:Subscapularis tendon tear;an anatomical and clinical investigation. Arthroscopy 24:997-1004, 2008.

8) 吉村英哉, 他：烏口上腕靭帯の肩甲下筋腱付着部に関する解剖学的研究：その意義について. 肩関節 35（3）:7-7-710, 2011.

9) 加藤敦夫, 他：棘下筋の形態とその神経支配における解剖学的解析. 肩関節 33:257-259, 2009.

10) 高瀬勝巳, 他：烏口鎖骨靭帯の解剖学的特徴（第 2 報）. 肩関節 34(3):591-594, 201

11) Clark JM, et al:Tendons, ligament, and capsule of the rotator cuff;Gross and microscopic anatomy. J Bone Joint Surg Am 74:713-725, 1992.

12) 吉村英哉, 他：小胸筋の停止についての解剖学的研究. 肩関節 31:217-219, 2007.

13) Kato K, et al:Innervation of the levator scapulae, the serratus anterior, and the rlomboideus in crab-eating macaques and its morphological significance. Anat Anz 157:43-55, 1984.

14) 林典雄：機能解剖学的触診技術 下肢, MEDICAL VIEW. 2006, pp240-242.

15) Moseley HF:The clavicle:its anatomy and function. Clin Orthop, 58:17-27, 1968.

16) Nobuhara K et al:Rotator interval lesion. Clin Orthop 223:44-50, 1987.

17) 佐志隆士, 他：肩関節の MRI, メジカルビュー. 2011, p148-159.

18) Vangness CT, et al:The Origin of the long head of the biceps from the scapula and glenoid labrum. J Bone Joint Surg 76-B:951-954, 1994.

19) 後藤英之, 他：肩甲骨関節窩関節唇および関節包の部位による組織学的および形態学的特徴. 肩関節 29（2）:239-242, 2005.

20) Habermeyer P, et al:Anterosuperior impingement of the shoulder as a result of

pulley lesions:A prospective arthroscopic study. J shoulder Elbow Surg, 13:5-12, 2004.

21) 望月智之, 他：肩関節鏡手術のための局所解剖. 肩関節鏡視下手術. 米田稔, 文光堂. 2010. pp10-16.

22) 梶田幸宏, 他:CT画像を用いたゼロポジション肢位における肩甲上腕関節内外旋可動域計測. 肩関節 35（2）:295-298, 2011.

23) 西中直也, 他：運動連鎖からみた肩関節バイオメカニクス. 臨床スポーツ医学 29（1）:19-22, 2012.

24) 熊谷匡晃：関節鏡視下肩関節包全周切離術後の運動療法. 整形外科運動療法ナビゲーション 上肢. 林典雄, 他, MEDICAL VIEW. 2008, pp30-33.

25) Kumar VP , et al:The role of atmospheric pressure in stabilising the shoulder. An experimental study. J Bone Joint Surg Br 67:719-721, 1985.

26) Itoi E , et al:Intraarticular pressure of the shoulder:Arthroscopy 9:406-413, 1993.

27) 井樋栄二, 他：動揺肩のバイオメカニクス. MB Orthop 15（5）:11-16, 2002.

28) 皆川洋至, 他：肩の機能解剖と病態. 肩関節鏡視下手術. 米田稔（編), 文光堂. 2010, pp2-9

29) 山本宣幸, 他：バイオメカニクス. 最新整形外科学大系 肩関節・肩甲帯 13. 高岸憲二・他（編), 中山書店. 2006. pp15-20.

30) Cooper D et al:Anatomy, histology, and vascularity of the glenoid labrum. An anatomical study, JBJS, pp46-52, 1992.

31) Castaing J, et al（井原秀俊ほか, 訳):図解 関節運動器の機能解剖 上肢・脊柱編, 協同医書出版社. 1986. pp18-21.

32) Saha AK:Dynamic stability of the glenohumeral joint. Acta Orthop Scand 42:491-505, 1993.

33) 杉本勝正：上腕二頭筋長頭・上腕三頭筋長頭の機能解剖と障害. MB Med Reha, 73:79-84, 2006.

34) 杉本勝正:Superior labrum anterior posteror（SLAP）lesion の鏡視下手術. 整形外科 57（8）:890-896, 2006.

35) 信原克哉：肩 その機能と臨床 第3版, 医学書院, 2001.

36) Itoi E et al:Stabilizing function of the long head of the biceps in the hanging arm position. J Shoulder Elbow Surg 3:135-142, 1994.

37) Meyer AW:Spontaneous dislocation and destruction of tendon of long head of biceps brachii;fifty-nine instances. Arch Surg 17:493-506, 1928.

38) 新井隆三, 他：上腕二頭筋長頭腱の安定化機構-肩甲下筋腱, 上関節上腕靭帯, 烏口上腕靭帯の解剖学的構築. 別冊整形外科 58:2-6, 2010.

39) Walch G, et al:Tears of the supraspinatus tendon associated with" hidden" lesions of the rotator interval. J shoulder Elbow Surg 3:353-360, 1994.

40) Ide J et al:Arthroscopic repair of traumatic combined rotator cuff tears involving the subscapularis tendon. J Bone Joint Surg 89-A:2378-2388, 2007.

41) Burkhart SS et al:Arthroscopic subscapularis tendon repair:technique and preliminary results, arthroscopy 18:454-463, 2002.

42) SOHIRER:Kinesiotherapy of the shoulder, john Wright & Sons, Bristol, 1967.

43) 山本龍二：肩周辺機構．関節外科 9（11）:75-84, 1990.

44) Lee TQ, et al:Release of the coracoacromial ligament can lead to glenohumeral laxity:A biomechanical study. J shoulder Elbow Surg, 10:68-72, 2001.

45) 伊藤陽一, 他：鏡視下肩峰下除圧術と鎖骨遠位端切除術の適応と手術手技のコツ．肩関節鏡視下手術．米田稔（編）．文光堂．2010, pp92-99.

46) 林典雄, 他：肩関節の機能解剖．MB Med Reha 73:1-8, 2006. 451-455, 2009.

47) 西中直也, 他:X 線透視画像および三次元コンピュータモデルを用いた生体内動態解析による肩関節外転運動時の上腕骨頭偏位の検討．関節外科 28（11）:42-46, 2009.

48) 建道寿教, 他:Open MRI を用いた肩甲骨・肩甲上腕関節の動作解析－健常人・腱板断裂例の対比と近接触域の変化について－．関節外科 28（11）:52-60, 2009.

49) 乾浩明, 他：モーションキャンプチャーシステムを用いた肩関節の三次元運動解析．関節外科 28（11）:10-14, 2009.

50) Inui H, et al:External rotation during elevation of the arm. Acta Orthop80（4）:

51) 壇順司, 他：運動器の機能解剖 肩関節 7. 理学療法 21（8）:1012-1016, 2004.

52) 高濱照, 他：運動器の機能解剖 肩関節 9. 理学療法 21（10）:1224-1228, 2004.

53) Cailliet R. 萩島秀男訳：軟部組織の痛みと機能障害 第 3 版．医歯薬出版株式会社．1998, pp1-117.

54) 沖田実：痛みの発生メカニズム－末梢機構．ペインリハビリテーション．三和書店．2011, pp134-177.

55) 石井邦雄, 他：脊髄反射．人体機能生理学 改訂第 4 版．杉春夫（編）, 南江堂．2003, pp136-144.

56) Johansson H, et al:Pathophysiological mechanisms involved in genesis and spread of muscular tension in occupational muscle pain and chronic musculoskeletal pain syndromes:a hypothesis. Med Hypotheses 35:196-203, 1991.

57) 林典雄：膝関節拘縮に対する運動療法の考え方～膝関節伸展機構との関連を中心に～．The Journal of Clinical Physical Therapy 8:1-6, 2000.

58) 高橋雅人：筋の伸張および伸展性（粘弾性）改善の理学療法．筋機能改善の理学療法とそのメカニズム－理学療法の化学的基礎を求めて－．望月久・他（編）．NAP. 2001, pp68-80.

59) 藤本大三郎：コラーゲン物語．東京化学同人．1999, pp44-55, 73-100.

60) 須釜聡：関節固定が筋肉コラーゲンに及ぼす影響．PT ジャーナル 29:345-348, 1995.

61) 藤井克之, 他：骨, 関節軟骨の老化とコラーゲン．整形外科 32:416-424,

1981.

62) Fujii K:Aging of the collagen in human joint conponent;Changes in the reclucible cross link and solabilities. J Jpn Orthop Assoc 49:145-155, 1975.

63) 沖田実 , 他 : 筋膜の変化に基づいた関節可動域制限 . 関節可動域制限 - 病態 の理解と治療の考え方 . 沖田実（編）, 三輪書店 . 2008, pp89-111.

64) Udaka J, et al:Disuse-induced preferential loss of the giant protein titin depresses muscle performance via abnormal sacromeric organization. J Gen Physiol 131:33-41, 2008.

65) 林典雄 : 肩関節拘縮の機能学的特性 . 理学療法 21:357-564, 2004.

66) 伊藤文雄 : 筋感覚研究の展開 . 協同医書出版社 . 2000, pp33-103.

67) 黒川幸雄 : 疼痛の運動療法 . 疼痛の理学療法 . 鈴木重行・他（編）, 三輪書店 . 1999, pp58-65.

68) 熊澤孝朗 : 痛みのメカニズム . 新医科学大系 第 7 巻 刺激の受容と生体運動 . 石井威望・他（編集）. 中山書店 . 1995, pp153-167.

69) Mense S, et al:Nociception from skeletal muscle in relation to clinical muscle pain. Pain 54:241-289, 1993.

70) 吉田徹 , 他 : いわゆる変形性関節症の疼痛について－骨内圧からの考察－ . 整形外科 26（8）:745-752, 1975.

71) Mense S, et al:Responses in muscle afferent fibers of slow conduction velocity to contractions and ischaemia in the cat. J Physiol 342:383-397, 1983.

72) 林典雄・他 : 等尺性収縮を用いた肩関節 ROM 訓練 . 理学療法学 17（5）:485-489, 1990.

73) 林典雄 : 肩関節拘縮の機能解剖学的特性 . 理学療法 21（2）:357-364, 2004.

74) 林典雄 , 他 : 肩関節の機能解剖 . MB Med Reha 73:1-8, 2006.

75) 林典雄 : 機能解剖学的触診技術 上肢 第 2 版 , MEDICAL VIEW. 2011, pp16-44, 108-133, 154-247.

76) Sharkey NA, et al:The rotator cuff opposes superior translation of the humeral head. Am J sports Med 23:270-275, 1995.

77) Halder AM, et al:Dynamic contributions to superior shoulder stability. J Orthop Res 19:206-212, 2001.

78) Mochizuki T, et al:Humeral Insertion of the supraspinatus and infraspinatus;new anatomical findings regarding the footprint of the rotator cuff. J Bone Joint Surg AM 90:962-969, 2008.

79) 皆川洋至 , 他 : 腱板を構成する筋における筋性部分の構造について . 日整会 誌 69（8）:S1642, 1995.

80) 井樋英二 , 他 : 棘上筋の力学的特性 . 日整会誌 69（8）:S1643, 1995.

81) 望月智之 , 他 : 腱板筋群の構造と停止部の新しい解剖知見 . 別冊整形外科 58:7-11, 2010

82) Mura N, et al:The effect of infraspinatus disruption on gleno-humeral torque and

superior migration of the humeral head:a biomechanical study. J shoulder Elbow Surg 12:179-184, 2003.

83) 望月智之, 他:棘下筋腱の肉眼解剖および組織学的研究－ delamination の発生部位の検討－. 肩関節 32（3）:497-500, 2008.

84) 黒岩共一:トリガーポイント鍼療法とマッサージの実際. 臨床家のためのトリガーポイントアプローチ. 医道の日本社. 2000, pp41-148.

85) 鵜飼建志, 他:投球障害肩の疼痛の解釈と治療. 整形外科リハビリテーション研究会誌 8, 25-28, 2005.

86) 皆川洋至, 他:腱板を構成する筋の筋内腱 - 筋外腱移行形態について. 肩関節 20:103-110, 1996.

87) Keating JF, et al:The relative strengths of the rotator cuff muscles. J Bone Joint Surg 75-B:137-140, 1993.

88) Symeonides PP:The significance of the subscapularis muscle in the pathogenesis of recurrent anterior dislocation of the shoulder. J Bone Joint Surg Br54:476-483, 1972.

89) Turkel SJ, et al:Stabilizing mechanisms preventing anterior dislocation of the glenohumeral joint. J Bone Joint Surg Am63:1208-1217, 1981.

90) 山本宣幸, 他:肩の機能解剖. 実践反復性肩関節脱臼. 菅谷啓之（編）, 金原出版株式会社. 2010, pp29-37.

91) Arai R, et al:Subscapularis tendon tear;an anatomical and clinical investigation. Arthroscopy 24:997-1004, 2008.

92) 佐藤達夫, 他:リハビリテーション解剖アトラス 第 1 版, 医歯薬出版株式会社, 2006.

93) 鵜飼建志, 他:広背筋部痛を訴える野球肩の発生原因に対する一考察. 東海スポーツ傷害研究会会誌 22:38-40, 2004.

94) 皆川洋至, 他:解剖. 最新整形外科学大系 肩関節・肩甲帯 13. 高岸憲二・他（編）中山書店. 2006. pp2-14.

95) Cooper D, et al:Anatomy, histology, and vascularity of the glenoid labrum. An Anatomical Study. J Bone Joint Surg Am 74:46-52, 1992.

96) Pagnani MJ, et al:Role of the long head of the biceps brachii in glenohumeral stability:a biomechanical study in cadaver. J shoulder Elbow Surg 5:255-262, 1996.

97) Andrews JR, et al:Glenoid labrum tears related to the long head of the biceps. Am J Sports Med 13:337-341, 1985.

98) Itoi E, et al:Stabilising function of the biceps in stable and unstable shoulders. J Bone Joint Surg Br 75:546-550, 1993.

99) Itoi E, et al:Dynamic anterior stabilisers of the shoulder with the arm in abduction. J Bone Joint Surg Br 76:834-836, 1994.

100) 佐志隆士, 他:肩関節の MRI, メジカルビュー. 2011, p200-216.

101) 林典雄, 他：結帯動作時に生じる肘関節外側及び前腕外側部痛について. 整形外科リハビリテーション研究会誌 7:41-43, 2004.

102) 杉本勝正, 投球障害肩のメカニズムと画像診断. 復帰をめざすスポーツ整形外科. 宗田大, メジカルビュー社. 2011, pp26-31.

103) 丹羽滋郎, 他：骨・関節疾患と一関節筋, 二・多関節筋との関わり. メディカルストレッチング. 金原出版株式会社. 2008, pp23-72

104) Nishi S:Miologio de la Japano. Statistikaraportoprimuskolanomaliojcejapa noj. Ⅲ. Muskoloj de trunko（1）. Med Sci 2:109-121, 1953.

105) 秋田恵一：肩甲帯の解剖から見た肩こり・痛み. 肩のこり・痛みの診かた治しかた. 菅谷啓之（編）, 全日本病院出版社. 2011, pp6-14.

106) RahmanH, et al:An anomalous cleido-occipital muscle. ActaAnat 150:156-158, 1994.

107) 林典雄, 他：胸郭出口症候群に対する運動療法とその成績について. The Journal of Clinical Physical Therapy 7:6-9, 2004.

108) 横須賀均, 他：僧帽筋欠如の 1 例. 岩医大歯科誌 7:88-92, 1982.

109) 見目智紀, 他：僧帽筋の機能－僧帽筋欠損症 2 例からの考察－. 肩関節 33:571-574, 2009.

110) 林典雄：機能解剖学的触診技術 上肢 第 2 版, MEDICAL VIEW. 2011, pp108-133, 202-222.

112) 林典雄, 他：肩関節の機能解剖. MB Med Reha 73:1-8, 2006.

113) 山口光圀, 他：肩関節, Cuff-Y exercise. 整形外科理学療法の理論と技術. 山嵜勉（編）, メジカルビュー社. 2001, pp202-251.

114) Hamada J, et al:A cadaveric study of serratus anterior muscle and long thoracie nerve. JSES 17:790-794, 2008.

115) 加藤清忠, 他：肩甲挙筋、菱形筋および前鋸筋の形態学的解析. 解剖誌 53:229-256, 1978.

116) 壇順司, 他：運動器の機能解剖 肩関節 7. 理学療法 21（8）:1012-1016, 2004.

117) WiaterJM, et al:Long thoracic nerve injury. ClinOrthop 368:17-27, 1999.

118) 信原克哉：肩 その機能と臨床 第 3 版, 医学書院, 2001.

119) 和田卓郎, 他：モーション解剖アトラス 上肢・体幹. 青木光広（編）, MEDICALVIEW. 2008, pp2-35.

120) 浜田純一郎：肩こりの文化的背景および原発性肩こりの診察と治療法. 菅谷啓之（編）, 全日本病因出版社. 2011, pp42-47.

121) 山崎正博, 他：肩甲挙筋背側迷束, 特にその神経分布様式. 解剖誌 57:97-104, 1982.

122) 島田幸造：神経麻痺／損傷. 肩の外来. 越智隆弘・他（編）, MEDICALVIEW. 2002, pp169-178.

123) Ludewig PM, et al:Alterations in shoulder kinematics and associated muscle activity in people with symptoms of shoulder impingement 80:276-291, 2000.

124) Lukasiewicz AC, et al:Comparison of 3-dimensional scapular position and orientation between subjects with and without shoulderimpingement. J Orthop Sports PhysTher 29:574-583, 1999.

125) Borstad JD, et al:The effect of long versus short pectoralis minor resting length on scapular kinematics in healthy individuals. J Orthop Sports PhysTher 35:227-238, 2005.

126) 細居雅敏:胸郭出口症候群牽引型に対する運動療法.整形外科運動療法ナビゲーション 上肢.林典雄,他,MEDICAL VIEW. 2008, pp26-29.

127) 北村齢男,他:胸郭出口症候群.MB Orthop 23(3):15-22, 2010.

128) Finley MA, et al:Effect of sitting posture on 3-dimensional scapular kinematics measured by skin-mounted electromagnetic tracking sensors. Arch Phys Med Rehabil 84:563-568, 2003.

129) Ide J, et al:Compression and stretching of brachial plexus in thoracicoutlet syndrome:correlation between neuroradiographic findings and signs and symptoms produced by provocation manoeuvres. J Hand Surg 28-B:218-223, 2003.

130) 玉井和哉:病態・診断.関節外科 30:14-19, 2011.

131) 林典雄,他:夜間痛を合併する肩関節周囲炎の可動域制限の特徴とX線学的検討.The Journal of Clinical Physical Therapy 7:1-5, 2005.

132) 小西池泰三,他:肩峰下滑液包の圧測定－夜間痛との関連－.日整会誌 73:S461, 2000.

133) 森俊仁:上肢機能障害とリハビリテーション(肩・肘).MB Med Reha 6:24-29, 2001

134) 宇高千恵:五十肩の ADL と QOL.臨床リハ 18:695-702, 2009

五十肩の評価と運動療法

2019年 9月20日　　第1版第1刷発行
2020年 6月 5日　　第1版第2刷発行

■ 編集	土屋元明
■ 著者	赤羽根 良和
■ イラスト	谷本　健
■ 表紙デザイン	大見広道
■ 本文デザイン	大見広道
■ 発行者	園部俊晴
■ 発行所	株式会社　運動と医学の出版社
	〒216-0033　神奈川県川崎市宮前区
	宮崎 2-7-51-203
	ホームページ　https://motion-medical.co.jp
■ 印刷所	シナノ書籍印刷株式会社

ISBN-978-4-904862-37-7

● JCOPY 〈出版者著作権管理機構 委託出版物〉

本書の無断複製は著作権法上での例外を除き禁じられています。

複製される場合は、そのつど事前に、出版者著作権管理機構（電話 03-3513-6969、
FAX 03-3513-6979、e-mail：info@jcopy.or.jp）の許可を得てください。

運動と医学の出版社 出版物のご案内

〒216-0033 神奈川県川崎市宮前区宮崎 2-7-51 リーセントパレス宮崎 203 /TEL：044-572-4590

肩関節拘縮の評価と運動療法
監修：林 典雄　執筆：赤羽根 良和

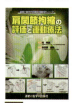

運動器のリハビリテーションにおいてセラピストに求められているのは、拘縮の改善と関節機能の回復、疼痛を軽減そして消失させることです。
拘縮を円滑に除去するために必読の一冊！

WEB動画付　臨床編

【臨床編】定価：本体 5,400 円＋税
B5 判変形　234 頁
ISBN：978-4-904862-07-0

【臨床編】定価：本体 4,000 円＋税
B5 判変形　169 頁
ISBN：978-4-904862-30-8

腰椎の機能障害と運動療法ガイドブック
執筆：赤羽根 良和

「腰部の機能解剖」「椎間関節性腰痛」「脊柱管狭窄症」「高齢者の後弯による鈍痛（コンパートメント症候群）」を中心に筆者の視点で鋭く解説。

定価：本体 5,800 円＋税
B5 判　91 頁
ISBN：978-4-904862-23-0

 DVD 2枚付

運動器疾患の機能解剖学に基づく 評価と解釈　下肢編
監修：林 典雄
執筆：林 典雄・岸田 敏嗣

運動器障害を扱う上で必要な検査技術と機能解剖学との関連を、林典雄が鋭く解説しています。初めて学ぶ方にもわかりやすいよう、随所に工夫をこらしました。

定価：本体 4,000 円＋税
B5 判変形　169 頁
ISBN：978-4-904862-30-8

体幹と骨盤の評価と運動療法
監修：鈴木 俊明　編集：大沼 俊博

体幹の解剖学・運動学・神経学、各疾患における体幹機能の特徴とその対応について、筆者らの研究をもとにつぶさに解説しています。

定価：本体 4,600 円＋税
B5 判変形　193 頁
ISBN：978-4-904862-31-5

マッスルインバランスの理学療法
執筆：荒木 茂

マッスルインバランスや運動パターンの異常について簡単で標準化しやすい評価方法を取り入れ、評価・治療をわかりやすく解説。

定価：本体 4,800 円＋税
B5 判変形　232 頁
ISBN：978-4-904862-28-5

脳卒中後遺症者へのボバースアプローチ
基礎編　編集：古澤 正道　執筆：古澤 正道・曽根 政富・鈴木 三央・椎名 英貴
臨床編　編集：古澤 正道　執筆：古澤 正道・高橋 幸治

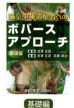

日本人国際インストラクター 古澤正道 の、40年にわたる研鑽の集積！
臨床編は実践的で、日常の臨床現場で役立つ内容になっています。

基礎編　臨床編

【基礎編】定価：本体 5,400 円＋税
B5 判変形　234 頁
ISBN：978-4-904862-07-0

【臨床編】定価：本体 4,000 円＋税
B5 判変形　169 頁
ISBN：978-4-904862-30-8

機能解剖学的にみた 膝関節疾患に対する理学療法
執筆：赤羽根 良和

著者の経験に裏打ちされた膝を診る知識・手技を多数の図とチャートをまじえながら、セミナーさながらに解説しています。

定価：本体 2,800 円＋税
B5 判　110 頁
ISBN：978-4-904862-27-8

寝たきりをつくらない 介護予防運動 ～理論と実際～
執筆：宮田 重樹

高齢者でも安心して取り組める運動を通して、介護されない体、死ぬまで寝たきりにならない体を作るための、理論と実際がこの一冊に！

定価：本体 2,500 円＋税
B5 判　161 頁
ISBN：978-4-904862-29-2

改訂版 スポーツ外傷・障害に対する 術後のリハビリテーション
監修：内山 英司・岩噌 弘志
執筆：園部 俊晴・今屋 健・勝木 秀治

アキレス腱断裂治療の第一人者である著者が自身の経験に基づき、初めて書き下ろした渾身の一冊。

定価：本体 3,800 円＋税
B5 判　145 頁
ISBN：978-4-904862-22-3

 WEB動画付

アキレス腱断裂の治療
執筆：内山 英司

スポーツ分野において手術件数日本一を誇る関東労災病院のスタッフが執筆。多数の養成校で教科書として採用されています。

定価：本体 6,200 円＋税
B5 判変形　421 頁
ISBN：978-4-904862-08-7

 WEB動画付

運動と医学の出版社 出版物のご案内

〒216-0033 神奈川県川崎市宮前区宮崎 2-7-51 リーセントパレス宮崎 203 /TEL: 044-572-4590

皮膚テーピング
～皮膚運動学の臨床応用～

執筆：福井 勉

皮膚は運動療法の一角を担うの重要な器官である！
皮膚の運動学と誘導の基本が詰まった一冊です。

定価：本体 5,000 円＋税
B5 判変形 202 頁
ISBN：978-4-904862-09-4

 WEB 動画付

入谷式足底板 基礎編

執筆：入谷 誠

日本が世界に誇る理学療法士入谷誠 初の単独執筆！入谷式足底板を作製するための最も基本となる知識・評価・技術を解説しています。

定価：本体 5,000 円＋税
B5 判変形 151 頁
ISBN：978-4-904862-02-5

DVD 2枚付

リハビリの先生が教える
健康寿命が10年延びるからだのつくり方

執筆：園部 俊晴

加齢に負けない自分のからだのつくり方をわかりやすく丁寧に解説。

定価：本体 1,400 円＋税
B5 判 157 頁
ISBN：978-4-904862-24-7

 WEB 動画付

医療・福祉の現場で使える『コミュニケーション術』実践講座

執筆：鯨岡 栄一郎

患者様との良い関係を築く秘訣を教えます！

定価：本体 2,000 円＋税
四六判 163 頁
ISBN：978-4-904862-03-2

医療・福祉の現場で役立つ「効果的な文章の書き方」入門講座

執筆：園部 俊晴

わかりやすい文章を短時間で書く秘訣を教えます！養成校の教科書としても多数採用されています。

定価：本体 2,000 円＋税
四六判 160 頁
ISBN：978-4-904862-04-9

療法士が変わる時に手にする本

執筆：鯨岡 栄一郎

本書の読者が組織や地域に欠かせない『人財』に変わることを願い執筆。コミュニケーション能力で自分自身を変える！

定価：本体 2,000 円＋税
A5 判変形 184 頁
ISBN：978-4-904862-25-4

子どもの成長は足で決まる!

執筆：柴田 英俊

「猫背が治らない」
「運動が苦手」
「落ち着きがない」
「すぐ転ぶ」
…その原因は足にあった!?

定価：本体 1,400 円＋税
B6 判変形 135 頁
ISBN：978-4-904862-21-6

実践講座DVD

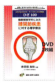

機能解剖学的に見た膝関節疾患に対する理学療法
出演：赤羽根 良和

人気セミナーがついに DVD 化！触り方、組織の表出方法、圧痛の取り方などを、実技でわかりやすく解説しています。

定価：本体 7,000 円＋税（収録時間：285 分）
ISBN：978-4-904862-33-9

膝関節の理学療法仮説検証作業の実際
出演：園部 俊晴

膝関節における、組織学的な仮説検証のための「力学や組織学」の評価・治療について、実技を多く取り入れました。

定価：本体 6,000 円＋税（収録時間：145 分）
ISBN：978-4-904862-32-2

肩関節拘縮の評価と運動療法
出演：赤羽根 良和

肩関節拘縮の治療技術を高めるには機能解剖の理解が不可欠！知識と理解をさらに深めるために役立ちます。

定価：本体 7,000 円＋税（収録時間：214 分）
ISBN：978-4-904862-10-0

基礎から学ぶ運動器エコー
出演：松崎 正史

エコーで各組織がどのように見えるのか、疾患をどのように診断するのかがよくわかる！

定価：本体 4,500 円＋税（収録時間：136 分）
ISBN：978-4-904862-06-3

入谷式足底板「入谷誠が語る～理学療法への道～」基礎編
出演：入谷 誠

多数の有名アスリートが愛用している「入谷式足底板」。入谷誠の知識と技術、臨床に対する理念が詰まっています。

定価：本体 7,000 円＋税（収録時間：290 分）
ISBN：978-4-904862-17-9

医療・福祉で役立つ「文章の書き方」実践講座
出演：園部 俊晴

伝わりやすい文章がスラスラ書ける！学会抄録、研究論文、症例報告などの作成に大いに役立ちます。

定価：本体 3,000 円＋税（収録時間：101 分）
ISBN：978-4-904862-05-6

注文は、弊社ホームページからどうぞ。
https://motion-medical.co.jp/